DE LA

TUMEUR HYDATIQUE

ALVÉOLAIRE

TUMEUR A ÉCHINOCOQUES MULTILOCULAIRE

PAR

LE Dr J. CARRIÈRE

EX-INTERNE EN MÉDECINE ET EN CHIRURGIE DES HÔPITAUX DE PARIS,
MEMBRE DE LA SOCIÉTÉ ANATOMIQUE,
DE LA SOCIÉTÉ MICROGRAPHIQUE ET DE LA SOCIÉTÉ MÉDICALE D'OBSERVATION.

---

avec une planche en chromo-lithographie

PARIS
ADRIEN DELAHAYE, LIBRAIRE-EDITEUR
PLACE DE L'ÉCOLE-DE-MÉDECINE

1868

AVANT-PROPOS

L'observation, qui a été le point de départ des recherches sur la tumeur hydatique alvéolaire, dont nous avons fait le sujet de notre thèse inaugurale, a été recueillie par nous, en 1867, pendant notre internat à l'hôpital Saint-Louis, dans le service de M. le Dr Vidal, remplacé à cette époque par M. le Dr Féréol, qui en a fait le sujet d'une présentation à la Société médicale des hôpitaux, dans la séance du 27 juillet 1867. Les pièces ont été présentées aussi à la Société anatomique et à la Société micrographique. C'était la première fois que les observateurs émérites, à qui elles furent soumises, voyaient pareille lésion. Ce fait seul suffit pour prouver son extrême rareté en France, où elle doit être beaucoup plus rare qu'en Allemagne.

En abordant l'étude de cette affection, nous ne nous sommes pas dissimulé les difficultés dont nous serions assailli. Plusieurs questions non résolues se sont présentées devant nous, et tout d'abord la raison de cette forme spéciale. A cette question principale se rattachent les questions d'origine, de développement et de siége du parasite. Nous n'avons pas cherché à les résoudre; là où des observateurs tels que Küchenmeister, Virchow, Friedreich, Leuckart, ne s'accordent pas, nous croyons prudent de nous tenir dans une sage réserve. Et puis, ce sont des questions qui nous auraient entraîné dans une étude trop complète de l'histoire naturelle des échinocoques, ce que nous n'avons nullement en vue. Notre but dans ce travail a été de réunir en un faisceau tous les faits qui ont été publiés sur ce sujet; et nous nous estimerons très-heureux, si nos efforts réussissent à attirer l'attention sur une maladie peu connue jusqu'àprésent en France, et à ouvrir la voie à de plus dignes que nous pour la solution des questions en litige qu'elle présente.

Dans un premier chapitre nous avons donné un aperçu historique de la question. Dans un second chapitre nous avons groupé les faits que nous avons pu recueillir sous le titre d'observations. Nous en avons recueilli 17, et nous avons classé notre observation à la suite sous le n° 18. Quelques-unes sont peut-être un peu longues, mais dans un fait nouveau nous avons cru devoir donner tous les détails. Puis nous avons exposé dans autant de chapitres divers les caractères anatomiques, étiologiques, symptomatiques et diagnostiques que nous avons pu déduire de l'analyse de nos observations.

DE LA

TUMEUR HYDATIQUE

ALVÉOLAIRE

(TUMEUR A ÉCHINOCOQUE MULTILOCULAIRE)

CHAPITRE PREMIER.

HISTORIQUE.

On a décrit, depuis quelques années en Allemagne, sous le nom de *tumeur à échinocoque multiloculaire*, une production siégeant le plus ordinairement dans le foie, donnant lieu à des symptômes très-variables, et constituée essentiellement par une substance fondamentale, d'une dureté ordinairement considérable, creusée d'alvéoles en général peu volumineuses, qui contiennent des masses gélatiniformes, qui ne sont autre chose que des membranes d'hydatides repliées sur elles-mêmes au lieu d'être de forme globuleuse comme on l'observe d'habitude. Cette substance présente, en outre, une grande tendance à l'ulcération qui se manifeste par une ou plusieurs excavations à parois ulcérées dans son intérieur.

Cette affection a encore été désignée sous le nom d'*échinocoque multiloculaire*, d'*échinocoque multiple*. Nous la désignons sous le nom de *tumeur hydatique alvéolaire*, parce que nous croyons que cette désignation caractérise mieux l'aspect de la tumeur, et surtout pour éviter la confusion que le mot multiloculaire fait naître dans l'esprit, en faisant croire à un kyste hydatique ordinaire à deux ou plusieurs loges.

La connaissance de la véritable nature de cette production est de date récente, ce qui s'explique par sa dissemblance si grande avec le kyste hydatique, tel qu'on l'observe ordinairement, et par sa ressemblance si marquée, au contraire, avec le cancer gélatiniforme. Aussi, pendant longtemps, ces deux affections ont-elle dû être confondues, et plusieurs pièces pathologiques conservées dans les musées et décrites comme cancers gélatineux, sont maintenant rattachées à la variété d'hydatides, dont nous nous occupons. Telles sont les trois altérations du foie, conservées au musée de Prague, et citées par Dittrich (1); une d'elles a été mentionnée par Rokitansky (2) comme un cas unique de cancer gélatineux du foie; celles du musée de Zurich, décrites par W. Meyer (3); une du musée de Guy's Hospital, présentée à la Société pathologique de Londres, par J. Wilks (4); enfin un cancer gélatineux du poumon qui se trouve au musée anatomo-pathologique de Vienne (5). Quelques-uns des auteurs qui se sont occupés de cette question les considéreraient volontiers comme des cas de tumeurs à échinocoques multiloculaires; mais, à part une analogie de forme à l'œil nu (alvéoles contenant une

(1) Prager Vierteljahrschrift, vol. Ier, 1848 (vol. XIX de la série), p. 118.

(2) Spec. path. Anat., vol. II, p. 355.

(3) W. Meyer. Zwei Rückbildungsformen der Carcinoms. Inaugural-dissertation. Zurich, 1854.

(4) Transactions of the pathological society, vol. X.

(5) Medizinische Jahrbücher, vol. XIV. Fascicule 4, 1867, p. 22 (Note).

substance gélatineuse et quelquefois une cavité centrale), rien ne prouve qu'elles doivent y être positivement rattachées, et la description en est trop peu précise pour que nous puissions établir nettement leur nature et que nous les rangions parmi les faits à prendre en considération dans notre étude.

Buhl, le premier, dans un mémoire(1) publié en 1852, chercha à distinguer ces deux productions ; dans son travail, il laissa complétement de côté les caractères cliniques de la maladie et s'attacha surtout à la description des caractères anatomo-pathologiques. Celle-ci était bien faite et servit même aux travaux ultérieurs, mais il méconnut complétement la véritable nature de l'affection; il en fit une variété de tumeur distincte et lui donna le nom de colloïde alvéolaire, basé sur les deux caractères de son aspect à l'œil nu (observation 1). En 1854, il en publia de nouveau une observation (observation 2) (2), cette fois-ci avec quelques détails cliniques, mais renvoyant à son premier mémoire pour la description complète des caractères anotomo-pathologiques, et la considérant comme une confirmation de celle-ci.

Dans la même année, E. Zeller reprit la question dans sa thèse inaugurale et reconnut dans quelques-unes des membranes gélatineuses des couvées d'échinocoques (observation 3). Il considéra cela comme un fait bizarre, survenant accidentellement dans un colloïde alvéolaire. La description est aussi complète que pos-

(1) Illustrirte Münchener Zeitung, vol. I, 1852, p. 102 et suiv.

(2) Zeitschrift für rationelle Medizin. Neue Folge, vol. IV, année 1854, p. 356.

(3) E. Zeller, Alveolar-Colloid der Leber. Inaugural-Abhandlung, Tübingen, 1854.

sible, mais il méconnut aussi la véritable nature de la tumeur, à laquelle il maintint le nom donné par Buhl. Il insista également sur la différence qu'elle présentait avec le cancer gélatiniforme, dont un cas très-détaillé venait d'être publié par Luschka (1).

C'est à Virchow que revient l'honneur d'avoir assigné à cette affection son véritable rang dans le cadre nosologique. Dans une communication (2) appuyée sur une observation (observation 4), faite le 10 mars et le 12 mai 1855, à la Société physico-médicale de Wurzbourg, l'illustre professeur établit clairement que le soi-disant colloïde alvéolaire du foie n'était autre qu'une variété de tumeur à échinocoques, que les masses gélatineuses contenues dans les alvéoles étaient des membranes d'hydatides affaissées et repliées sur elles-mêmes, qu'on y trouvait tous les caractères histologiques propres à ces parasites, et, à cause de l'ulcération centrale, lui donna le nom de *tumeur à échinocoque multiloculaire à tendance ulcéreuse*. D'après certaines particularités de sa pièce, il établit le siége des vésicules dans les vaisseaux lymphathiques et crut pouvoir attribuer leur peu de développement et leur extension dans certaines directions à la résistance des parois de ces vaisseaux.

« C'est une grande satisfaction pour moi, dit-il en « terminant sa communication, d'avoir diminué encore « d'un membre le groupe des soi-disant colloïdes, ce « refuge de toutes les observations incomplètes, et « d'avoir enrichi en même temps la pathologie du foie « d'un fait nettement reconnu. » Quelque temps après

(1) Virchow's Archiv, vol. IV, année 1852, p. 400.

(2) Verhandlungen der physikalisch-med. Gesellschaft in Würzburg, 1855, vol. VI, p. 84.

Buhl, dans une lettre (1) adressée à Virchow, et communiquée à la Société physico-médicale, le 10 août 1855, reconnut la justesse de l'interprétation de celui-ci et l'appuya, en disant que lui aussi, l'année précédente, avait abandonné son colloïde alvéolaire et avait reconnu une nouvelle variété d'échinocoques, à la suite de l'examen d'un kyste, mais qu'il en avait ajourné la publication. Il fait allusion dans cette lettre à une pièce de la collection d'helminthes, de von Siebold, ainsi qu'à un cas de Goodsir, dont von Siebold avait rendu compte dans les Archives de Wiegmann (2), et que celui-ci croyait analogue à l'affection décrite par Virchow. Ce cas, dont l'examen microscopique a été fait par H. Goodsir, a été le sujet d'une communication du Dr Gairdner à la Société médico-chirurgicale d'Édimbourg (3).

C'est un cas assez extraordinaire d'une tumeur dense, dure, par places d'une dureté presque cartilagineuse, développée dans l'épiploon et ayant englobé complétement l'estomac et le côlon, en partie la rate et le pancréas, et sur laquelle étaient appendues une quantité considérable de masses gélatineuses, de forme ovoïde ou globuleuse, et volume variable; quelques-unes atteignaient le volume d'un œuf de poule. L'intérieur de ces masses gélatineuses était divisé par de minces cloisons, qui les traversaient en tous sens, en un grand nombre d'alvéoles qui contenaient un liquide analogue à celui des hydatides ordinaires. Le lobe droit du foie avait entièrement disparu ; à sa place se trouvaient de

(1) Ibidem, p. 428.

(2) Archiv für Naturgeschichte, année 1845. Fasc. 5, p. 244.

(3) Edinburgh medical and surgical Journal, IIe vol. de l'année 1844, p. 269.

ces masses gélatineuses. On en trouvait aussi appendues à l'intestin et à la surface du péritoine pariétal. Quelques-unes, d'un petit volume, étaient situées dans le tissu cellulaire sous-péritonéal, surtout dans le voisinage immédiat de la vessie, mais la plupart étaient contenues dans la cavité péritonéale. Nous ne connaissons pas la description de la pièce de von Siebold, nous ne pouvons donc rien en dire, mais nous croyons que ce cas de Goodsir peut être difficilement rattaché à la tumeur à échinocoque multiloculaire, telle que l'a décrite Virchow, ainsi que nous le verrons plus tard, quand nous étudierons les caractères anatomo-pathologiques de la maladie.

A partir de ce moment, l'attention des observateurs, en Allemagne, fut attirée sur cette affection, et l'on en trouve un certain nombre de faits dans la science. En 1856, Luschka (obs. 5) (1) publia la description anatomique d'un foie qu'il avait eu l'occasion d'examiner, en attirant surtout l'attention sur le developpement des vésicules, par bourgeonnement et segmentation à la fois, qu'il crut pouvoir admettre comme un fait positif à la suite de son examen. La même année, Heschel (obs. 6) (2), publia encore un cas dans lequel il chercha à réfuter l'opinion de Virchow sur le siége des hydatides dans les vaisseaux lymphatiques. Il croit pouvoir considérer la tumeur comme le résultat d'une transformation directe des lobules du foie. Il rappelle aussi un cas analogue qu'il avait vu dans le service de Rokitansky, mais dont l'examen microscopique n'avait pas été fait.

(1) Virchow's Archiv, vol. X, 1856, p. 206.

(2) Prager Vierteljahrschrift, IIe vol. de l'année 1856 (vol. L de la série), p. 36.

Dans la seconde édition de son *Manuel des parasites*, Küchenmeister (1) analyse assez complétement les travaux de Zeller, Virchow et Luschka, et fait remarquer, en terminant, que depuis nombre d'années déjà il avait observé cette variété de tumeur du foie chez les animaux domestiques, mais qu'il avait considéré le fait comme tellement simple, qu'il n'en avait parlé que très-brièvement dans son ouvrage. Il admet aussi que les vaisseaux lymphatiques sont le siége des hydatides, au moins dans la variété multiloculaire, tant chez l'homme que chez les animaux.

En 1858, Schiess fait connaître une observation très-détaillée au point de vue clinique et adopte complétement les idées de Virchow sur le siége des parasites. La même année, Böttcher (3) cherche à faire rayer complétement le cancer gélatineux du foie du cadre nosologique, en démontrant la parfaite analogie de forme et d'éléments histologiques entre une préparation du musée de Dorpat (obs. 8), dans laquelle il avait trouvé les éléments des échinocoques, et le cancer gélatineux, décrit par Luschka, et auquel avait fait allusion Zeller. Les dessins (4) qu'il donne de l'aspect du foie, des fibres constituant les parois des alvéoles, offrent, en effet, la plus grande analogie avec ceux de Luschka (5); mais la préparation de celui-ci, examinée aussi par Frerichs, n'a présenté aucun des éléments des échinocoques, mais bien tous les caractères d'un cancer; aussi Frerichs

(1) Küchenmeister, Handbuch der Parasiten. Traduction anglaise, vol. I, p. 211.

(2) Virchow's Archiv, vol. XIV, 1858, p. 371.

(3) Idem, vol. XV, 1858, p. 352.

(4) Ibidem. Planche 6, fig. 6 à 8.

(5) Idem, vol. IV, année 1852. Planche 6, fig. 1 et 2.

n'hésite-t-il pas à la considérer comme un cancer gélatineux du foie.

En 1860, nous trouvons une observation de Griesinger très-complète au point de vue clinique. Ce cas est très-remarquable par l'énorme volume de la tumeur, grosse comme deux têtes d'homme, par la fluctuation qu'on y a constatée pendant la vie et par la longue durée de la maladie (obs. 9) (1).

Dans son *Traité sur les parasites de l'homme*, Leuckart consacre quelques pages à l'échinocoque multiloculaire. La description est basée surtout sur l'examen des pièces de Zeller et de Luschka, et d'une tumeur conservée au musée de Giessen (observation 10), qu'il reconnut être analogue à celles-ci. Il admet volontiers le développement des vésicules par bourgeonnement et segmentation, mais il place leur siége primitif dans les vaisseaux sanguins.

En 1864, Erisman, dans sa Thèse inaugurale (3), donne la relation d'un cas observé à la clinique de Griesinger (observation 11).

Jusqu'à présent les auteurs qui s'étaient occupés de ette question s'étaient surtout appesantis sur la description des caractères anatomo-pathologiques, et à part es détails cliniques donnés dans le courant de quelques observations, on avait peu étudié les symptômes de cette affection ; dans un mémoire (4) publié en 1865, à l'occasion d'un cas (observation 12) observé par lui,

(1) Archiv für Heilkunde, 1860, vol. I, p. 547.

(2) Leuckart, Die menschlichen Parasiten, 1863, vol. I, p. 369.

(3) Erisman. Beitræge zur Casuistik der Leberkrankheiten. Inaugural-Dissert. Zurich, 1864, p. 5.

4) Virchow's Archiv, année 1865, vol. XXXIII, p. 16.

Friedreich reprit la question à ces deux points de vue, et chercha à établir la symptomatologie de la maladie. De l'analyse des six cas de Buhl (le deuxième), de Zeller, Virchow, Griesinger, Erismann et la sienne, il crut pouvoir établir comme symptômes caractéristiques : « ictère se développant lentement, sans avoir été précédé de fièvre ni d'autres prodromes bien nets, persistant avec opiniâtreté et arrivant finalement à un haut degré d'intensité; tuméfaction progressive du foie et de la rate, avec ou sans ascite. » Ainsi que nous le verrons plus tard, ces vues sont justes dans la plupart des cas, mais non pas dans tous; par conséquent on ne peut guère les considérer comme caractéristiques. Quoi qu'il en soit, ils parurent recevoir leur confirmation peu de temps après par un diagnostic exact porté pendant la vie (ce qui ne s'était pas vu jusqu'alors) par Huber. Ce médecin reconnaît que c'est sous l'influence du mémoire de Friedreich qu'il a été amené à établir son diagnostic. A la suite de son observation (observation 13) (1), publiée en 1866, il rappelle que déjà, en 1860, il avait parlé d'un cas d'échinocoque multiloculaire du foie observé par lui, chez un bœuf (2). Ce cas était d'autant plus intéressant que, dans le même foie, il y avait encore un kyste hydatique ordinaire de la grosseur du poing et plusieurs autres plus petits. Quant au siége primitif des vésicules, Friedreich incline très-volontiers à le placer dans les canaux biliaires, opinion qui avait déjà été émise auparavant par Schrœder von der Kolk, pour l'échinocoque ordinaire.

(1) Deutsches Archiv für klinische Medizin, 1866, vol. I, p. 539.

(2) Jahresbericht des Naturhistorischen Vereins in Augsburg, année 1861, p. 82.

En 1867, le Dr Ott, médecin-adjoint de la clinique de Tubingue, publia deux cas (1) dont un observé à la clinique de Tubingue, et l'autre dans la pratique civile, mais dont les pièces avaient été soumises à l'examen de Niemeyer. C'est le cas auquel celui-ci fait allusion dans l'avant-dernière édition de son Traité de pathologie interne, dans un très-court chapitre qu'il consacre à l'échinocoque multiloculaire. Le Dr Ott accompagna ces deux observations (obs. 14 et 15), de considérations étendues sur la symptomatologie de cette affection, discuta les idées de Friedreich à ce sujet, et fit voir, par l'absence d'ictère dans les deux cas rapportés par lui, et de gonflement de la rate dans un d'eux, que les symptômes établis par le professeur d'Heidelberg, n'étaient pas aussi constants qu'il le disait.

Nous trouvons encore deux observations (2) publiées dans la même année, l'une (obs. 16) donne seulement la relation de la nécropsie, par le Dr Scheuthauer, médecin-adjoint de l'institut anatomo-pathologique de Vienne, l'autre du Dr Schrötter, médecin-adjoint de la clinique de Skoda, pour la partie clinique, et du même Dr Scheuthauer, pour la partie anatomo-pathologique. Ces deux observations font partie d'un mémoire lu à la Société des médecins de Vienne, le 31 mars 1865, mais qui ne put être publié qu'en 1867. Ces deux faits sont excessivement remarquables, en ce sensque ce sont les seules observations que nous ayons trouvées d'échinocoques multiloculaires, siégeant ailleurs que dans le foie. En effet, tous les cas dont nous venons de parler ont trait au

(1) Berliner klinische Wochenschrift, juillet et août, 1867, p. 299.
(2) Medizinische Jahrbücher, vol. XIV. Fasc. 3, année 1867, p. 13-24.

foie, tandis que dans ces deux derniers la lésion fut trouvée aussi dans le poumon ; dans l'un d'eux même, elle fut encore trouvée dans le péritoine, sur le paroi abdominale et sur le paroi postérieure de l'utérus.

Citons enfin, pour terminer cet aperçu des travaux faits sur ce sujet en Allemagne, les chapitres qui se trouvent dans le traité (1) de Frerichs et dans la dernière édition de celui de Niemeyer (2) (7e édition, année 1868).

Dans les autres pays, l'attention des observateurs ne paraît pas avoir été éveillée au sujet de cette maladie, même en Islande, cette patrie des échinocoques, où, d'après M. Guérault (3), le cinquième des habitants de l'île seraient atteints de ces parasites. Au moins ne trouvons-nous cités nulle part, à propos de cette forme spéciale de l'affection hydatique, les travaux des auteurs qui ont écrit sur les maladies de l'Islande, tandis qu'ils le sont fréquemment à propos de la forme ordinaire.

En France, la seule mention que nous ayons trouvée de cette affection, a été faite par M. le Dr Jaccoud (4), dans ses leçons de clinique médicale, où il lui consacre quelques pages à propos du diagnostic de l'ictère chronique. Citons encore, pour ne rien omettre, la traduction française du mémoire de Friedreich, publié dans les *Archives générales de medecine* (5).

(1) Traité pratique des maladies du foie. Traduct. franç. Paris, 1866, p. 615.

(2) Lehrbuch der speciellen Pathologie und Therapie. Berlin, 1868, vol. I, p. 769.

(3) H. Guérault, Note sur la maladie hydatique en Islande, etc. (Soc. de chirurgie, 8 avril 1857), dans la Gaz. des hôpitaux, année 30, p. 184.

(4) S. Jaccoud, Leçons de clinique médicale. Paris, 1867, p. 307.

(5) Archives générales de médecine, année 1866. Numéros d'avril et mai, p. 423.

CHAPITRE II.

OBSERVATIONS.

OBSERVATION Ire (1) (Buhl).

Le malade mourut d'épuisement après avoir été atteint d'ictère pendant longtemps. (Note du mémoire de Friedreich.)

La dégénérescence du foie présentait une masse sphérique solide et lourde, qui occupait presque tout le lobe droit, et dont la plus grande partie de la surface touchait le péritoine. Les canaux de la veine porte étaient tous normaux ; en revanche, la masse avait traversé les membranes de la veine hépatique par des excroissances en forme de framboises, sur une étendue de 1 pouce de longueur et d'un 16e de pouce de largeur, et proéminait dans la cavité. La coupe de la tumeur avait la consistance d'un cartilage. A la périphérie, vers le péritoine, il y avait un épaississement fibreux de la dimension d'un demi-pouce. A l'intérieur, il y avait un tissu en forme d'alvéoles de ruche. Ce tissu consistait en une substance fondamentale blanche, en plusieurs endroits jaunâtre, brunâtre ou noirâtre, qui renfermait des cavités nombreuses, petites, jusqu'au volume d'un grain de chènevis, dans lesquelles se trouvait contenue de la substance gélatineuse incolore, transparente et tremblotante. Dans deux endroits, on trouvait de grandes cavités remplies d'un liquide puriforme, dont la plus petite, de la dimension d'une noisette, se trouvait au centre de la nouvelle formation ; ses parois étaient recouvertes par des villosités jaunes, brunes et rouges, tandis que l'autre, du volume d'un citron, touchait en partie au parenchyme du foie, en partie proéminait également dans la masse morbide, et là, elle était occupée par des excroissances colorées se terminant en massue. A l'examen microscopique, on trouva dans la substance fondamentale un stroma composé de bandes fibreuses avec des noyaux fusiformes.

En plusieurs endroits de ce stroma, on trouva de petites accumu-

(1) Illustrirte Münchener Zeitung, 1852, vol. I, p. 102, et Canstatt's Jahresbericht, 1852, vol. IV, p. 313.— Nous donnons ici l'extrait du Canstatt, n'ayant pas pu nous procurer, malgré tous nos efforts, le mémoire original.

lations de la substance colorante de la bile. Il présentait des espaces alvéolaires de grandeur inégale, qui étaient plus grands et plus ronds vers l'intérieur et se rétrécissaient et s'aplatissaient vers la périphérie.

Les plus grands de ces espaces, du volume d'un grain d'avoine jusqu'à celui d'un pois, étaient revêtus d'un épithélium pavimenteux. Cet épithélium manquait dans les petits, quoiqu'on ait pu poursuivre une série des intermédiaires, depuis les alvéoles les plus petits jusqu'aux plus grands. Dans les espaces microscopiques apparaissaient des corpuscules brillants, dons les uns étaient solides, ayant à peu près l'apparence de perles vitreuses à gerçures, tandis que les autres ressemblaient à des sphères creuses avec une paroi épaissie et une excavation du diamètre d'une grosse graine. Les plus petits ressemblaient à des corpuscules de pus, gonflés comme la gélatine par l'acide acétique ou la potasse. Les plus grands avaient l'apparence d'un noyau d'amylonine ou de corpuscules de cartilage sans noyau, sur le point de s'ossifier. La cavité était en apparence vide ou remplie de petites granulations, mais Buhl n'a jamais pu trouver de noyaux ni de corpuscules à noyaux. Il se déclare par conséquent contre l'idée des cellules-mères. Ces corpuscules se trouvaient aussi dans le parenchyme ambiant du foie, qui paraissait normal. Lorsqu'ils avaient un volume plus grand, ils perdaient l'apparence de corpuscules cartilagineux et d'aucun élément histologique, mais on pouvait tout de même reconnaître la paroi plus ou moins épaisse, formée de couches concentriques et une excavation granulée, arrondie ou rayonnée.

Les corpuscules colloïdes les plus grands, dont la paroi avait l'épaisseur de 1/50e de ligne et même au delà, étaient fréquemment altérés par la pression mutuelle ou rendus confluents par une réunion graduelle. La substance gélatineuse se gonflait un peu dans l'eau froide et devenait transparente. En cuisant tout un morceau avec le stroma fibreux, on obtenait une solution dans laquelle l'acide tannique déterminait des dépôts qui se redissolvaient dans l'acide acétique concentré. La gélatine seule ne donnait pas de colle, même après dix-huit heures, mais elle devenait légèrement trouble et opaline; dans l'alcool elle se ratatinait, mais elle restait pour la plus grande partie transparente et n'était troublée légérement que par places; dans l'éther, elle ne changeait pas du tout; dans les acides concentrés (sulfurique, acétique, chlorhydrique) et dans les alcalis, la substance se gonflait, devenait plus transparente et enfin se dissolvait dans la potasse caustique. Cette solution traitée, après y avoir mis un peu d'eau, par l'acide acétique étendu, donnait un dépôt qui se redissolvait dans l'acide acétique concentré. La gélatine, gonflée par la potasse et lavée ensuite avec de l'eau, devenait un peu jaune-rougeâtre par l'acide sulfurique concentré, et ensuite, en y ajoutant de l'ammoniaque, elle devenait solide, blanche et opaque. L'acide nitrique colorait la substance, avec la chaleur, en jaune; il la dissolvait par l'ébullition avec une coloration jaune-verdâtre. L'acide sulfurique ne la dissolvait pas par l'ébullition, mais l'acide chlorhydrique la dissolvait par l'ébullition; la dernière solution était incolore; seulement, après une ébullition prolongée, elle devenait légèrement brunâtre, et, en ajoutant du cyanoferrure de potassium, elle donnait un dépôt pulvérulent blanc-grisâtre. La gélatine, gonflée dans l'eau, ne subissait aucun changement par le sulfate de protoxyde de fer et par l'acétate de plomb; le nitrate d'argent déterminait seulement une petite diminution de la consistance et la disparition de la stratification microscopique. Après l'incinération, il restait une cendre alcaline assez abondante et blanche, qui se dissolvait dans l'acide chlorhydrique, sans effervescence; dans la solution, on trouva des traces de fer, mais surtout de phosphate, dans lequel on pouvait reconnaître des combinaisons de chaux.

Buhl conclut de cet examen que la colloïde était une modification particulière de combinaisons de protéine.

Les cavernes renfermaient, dans le contenu puriforme surtout, des masses graisseuses granulées, du pigment granulé et cristallin, et des restes de fibres de tissu conjonctif, de cellules épithéliales et de parties gélatineuses. Sur une paroi proéminaient des cordons épais qui se présentaient comme des vaisseaux oblitérés et remplis à l'intérieur par une matière colorante rouge. Les villosités, en forme de massue, qui se trouvaient sur la paroi provenaient du stroma de la nouvelle formation et consistaient en un revêtement, ayant plusieurs couches en divers endroits, de cellules pavimenteuses, en une membrane incolore et amorphe et en dépressions larges, vésiculeuses, imbibées d'un pigment jaune d'or; vers le pédicule, se montraient plusieurs bandes transparentes de tissu conjonctif, qui peu à peu devenaient presque complétement villeuses, et dont Buhl a fait ressortir la couleur jaune par l'acide nitrique. En outre, on trouve dans le pédicule de nombreux cristaux rhomboïdes, dans la masse terminale du pigment diffus, des granulations, du conglomérat, et des figures de matière colorante rayonnées d'une manière particulière. A côté du pigment se trouvaient des gouttelettes graisseuses, des tablettes de cholestérine et des corpuscules plus grands : ceux-ci présentaient une stratification concentrique, et étaient en partie divisés en forme de rayons; Buhl les a considérés comme des corpuscules de colloïde altérés.

OBSERVATION II (1) (Buhl, 2me).

Cette maladie du foie a atteint un chaudronnier de 40 ans, qui n'avait jamais été malade auparavant d'une façon spéciale.

Au commencement du mois de septembre 1853, après une violente colère, il éprouva un grand abattement, de la diarrhée, et la couleur de sa peau devint de plus en plus jaune. A peu près huit semaines après le début de la maladie, c'est-à-dire le 4 novembre, il entre à l'hôpital. On le trouve ayant la peau d'une couleur jaune-foncé, sans appétit, le foie augmenté de volume, faisant saillie au-dessous des fausses côtes, présentant au toucher la même dureté dans toutes ses parties, un peu douloureux; les selles sont semblables à de l'argile, gris cendré, riches en graisse; les urines brun-noir, très-pauvres en urée. Le pouls est à 60. Les plaies de sangsues, mises à la région du foie, ont saigné pendant un temps très-long. La diarrhée cesse sous l'influence du traitement, le pouls tombe à 48. Le douzième jour après son entrée, la diarrhée apparaît de nouveau, les piqûres des sangsues ne guérissent pas, mais s'aggravent; pouls 70. Le volume du foie augmente, il s'avance très-loin dans l'hypochondre gauche, fait saillie en haut jusqu'à la quatrième côte et en bas jusqu'à trois travers de doigt au-dessous des fausses côtes. A la palpation on le trouve bosselé, dur comme de la pierre; les selles qui persistent contiennent à la fin du sang et du pus. Il maigrit beaucoup, au point de ressembler à un squelette; la langue devient sèche, la prostration survient, la mort arrive le 8 décembre. On trouve à l'autopsie toutes les parois du ventre jaunes. La rate est augmentée de volume, son enveloppe est mollasse, ecchymotique. Le foie adhère au feuillet pariétal du péritoine en plusieurs endroits, ainsi qu'au côlon ascendant et au cœcum. La circonférence a augmenté d'une manière notable, son poids est de 4 livres; son sinus est imprégné de bile, il est farci de grains jaunes et blancs; du reste, sa structure est normale. A la surface, il est d'une couleur vert-noir; il est mou

(1) Zeitschrift für rationelle Medizin. Neue Folge, vol. IV, p. 356, année 1854.

et friable. En arrière et en dehors, au contraire, la surface est blanchâtre, très-dure, sur une étendue qui occupe plus de la moitié du lobe droit; le lobe gauche est intact. A la coupe de cette dégénérescence apparaît une texture en réseau très-dure, dont les alvéoles sont remplies par une substance transparente, gélatineuse, et qui se laisse extraire facilement. En arrière, dans l'intérieur de la dégénérescence, on voit une caverne de 3 pouces de longueur et de 1 pouce de largeur, à parois inégales, présentant des anfractuosités et remplie d'une bouillie qui ressemble à du pus. Pourtant, au microscope, cette bouillie ne renferme pas de corpuscules de pus, mais la même substance gélatineuse qu'on a trouvée déjà dans les alvéoles, ainsi que des cellules plates ressemblant à de l'épithélium, des granulations graisseuses, des cristaux de graisse en aiguilles et une assez grande quantité de cristaux d'hématoïdine. Sur la limite de la dégénérescence et de la substance saine du foie, on trouve des îlots épars de cette dégénérescence dure et gris-blanchâtre. Dans la veine porte se trouve une agglomération, de la grandeur d'un œuf de poule, de tubercules durs de cette même substance déjà décrite, qui bouchait les rameaux qui en partent. Le canal cholédoque est rétréci par cette tumeur; en arrière de ce rétrécissement, il est dilaté d'une manière inégale, et cette dilatation s'étend jusqu'aux plus grandes ramifications du canal hépatique. Son contenu est semblable à du mucus, d'un vert foncé, et celui de la vésicule biliaire est semblable à du goudron; les ramifications de la veine porte, les veines et les artères du foie sont libres, au moins dans les ramifications qui peuvent être préparées et suivies à l'œil nu. Les parois de la veine porte sont, seulement dans quelques points, perforées de l'extérieur, et la matière gélatineuse fait saillie dans l'intérieur du vaisseau. La muqueuse du gros intestin est couverte d'une multitude de saillies noires, entre lesquelles on voit des ulcérations avec des bords tranchants, dont le fond est formé par la substance musculaire. Outre cela, on voit sur la muqueuse des saillies de la grandeur d'un grain de millet jusqu'à celui d'un pois, qui sont remplies de pus, et qui, lorsqu'elles sont perforées, laissent voir une perte de substance en forme de cratère. — L'estomac et l'intestin grêle sont couverts par un mucus jaunâtre; ils sont pigmentés dans certains endroits, ecchymosés dans d'autres. Dans les reins, qui sont un peu diminués de volume, outre le dépôt du pigment, il n'y a rien de pathologique.

Le professeur Buchner a été assez bon de rechercher, dans le sang du défunt, les parties constituantes de la bile, et le résultat a été négatif. Comme une preuve à l'appui du rôle physiologique de la bile dans la digestion de la graisse, on peut encore remarquer que les selles étaient riches en graisse.

OBSERVATION III (1) (Zeller).

Louise K...., âgée de 31 ans, non mariée, de constitution assez forte, aurait été, d'après son dire, toujours bien portante; et cependant, déjà plusieurs années avant de consulter un médecin, elle se plaignait de douleurs dans la région du foie et à l'épigastre. Au mois de mai 1853, apparut un ictère intense, qui a persisté jusqu'à la mort, mais à un degré moindre. *Des douleurs inflammatoires* dans la région du foie, qui, au début de la maladie, étaient assez intenses, disparurent par l'application de ventouses, de cataplasmes et de frictions d'onguent mercuriel.

Les symptômes subjectifs éprouvés par la malade n'étaient pas considérables; ils se bornaient à une grande lassitude, à un peu de pesanteur de tête, à un sommeil interrompu, parfois quelques vertiges et des bourdonnements d'oreilles. Il y avait peu d'appétit, le goût était fade et parfois un peu acide. Parfois, notamment après le repas, il y avait des régurgitations; la soif était insignifiante. Fréquemment, sensations d'oppression pénible dans la région du foie et de l'estomac. Démangeaisons violentes pendant toute la durée de la maladie, qui deviennent surtout pénibles pendant la nuit. Garde-robes paresseuses, seulement tous les deux ou trois jours; matières fécales solides, sèches, argileuses; la sécrétion urinaire rare; l'urine toujours brun foncé.

Dans le cours de l'été, la malade était devenue très-amaigrie; les yeux excavés. La peau présentait, sur tout le corps, une coloration jaune-grisâtre; la sclérotique, constamment une coloration jaune intense. La langue était assez nette; la respiration légère et d'une fréquence normale; le pouls, faible et petit, 60 à 70 pulsations à la minute. Le ventre était souple, à l'exception de l'épigastre qui était dur et tendu; nulle part de la fluctuation. Une légère pression avec la main sur le foie et sur la région de l'estomac n'était pas sensible, tandis qu'une pression un peu plus forte était un peu sensible. On pouvait sentir le bord du lobe droit du foie sur une largeur d'environ deux doigts, au-dessous des fausses côtes droites. A la percus-

(1) E. Zeller, Alveolar-Colloid der Leber. Inaug.-Abhandl. Tübingen, 1854.

sion, on constatait de la matité, qui s'étendait jusqu'à l'hypochondre gauche. On ne sentait pas d'inégalités.

En novembre, après une amélioration apparente de quelques jours, apparurent des douleurs violentes dans la région du foie, et de la fièvre. Les douleurs cédèrent bientôt à l'application de ventouses et de cataplasmes; la fièvre céda aussi. Mais huit jours après les douleurs réapparurent avec une nouvelle violence; elles s'étendaient aussi en arrière vers la colonne vertébrale; elles étaient toujours précédées et accompagnées de mouvements fébriles. Cependant il n'y eut jamais de frisson notable. Les douleurs sont devenues peu à peu plus fréquentes, jusqu'à ce qu'elles aient présenté rarement de rémissions.

Peu à peu le ventre se développa, jusqu'à ce qu'il fût devenu à la fin énorme. Bientôt on constata de la fluctuation dans la station debout, de même que de la matité à la percussion, dans la région du bas-ventre; les extrémités inférieures commencèrent aussi à devenir œdématiées, quoique la sécrétion de l'urine fût toujours maintenue par les diurétiques. La langue se couvrit d'une croûte d'abord blanche, puis brune; la soif augmenta peu à peu, l'appétit diminua beaucoup; les régurgitations continuèrent, suivies quelquefois seulement de vomissements. Les selles ne pouvaient avoir lieu sans laxatifs; mais ils ne changèrent jamais leur couleur blanchâtre, de même que l'urine resta toujours trouble. L'amaigrissement augmentait toujours, les forces diminuaient à vue d'œil. A la dernière période de la maladie, il survint une toux sèche, et la respiration devint un peu difficile. Mort le 10 décembre.

Le traitement consista, en général, en moyens *résolutifs*. — Carbonate de soude, avec «*ext. tarax*,» de la poudre effervescente, et de temps en temps de l'extrait d'aloès. Les bains de siége et l'eau royale ont dû être abandonnés.

A l'autopsie qu'on a faite vingt-huit heures après la mort, le foie fut trouvé notablement augmenté de volume. Le lobe droit était surtout épaissi, tandis que le gauche paraissait agrandi, surtout en surface, et s'étendait jusque vers la rate. L'estomac et le côlon transverse étaient refoulés en bas.

Le lobe droit du foie était, presque partout, adhérent aux organes voisins par des exsudats récents. A la coupe, on y trouva contenue une tumeur volumineuse, presque sphérique, séparée, par un contour sinueux, du parenchyme voisin du foie, qui a une couleur un peu sale. Elle atteint la tunique séreuse, épaissie seulement en haut. A la partie postérieure de la tumeur, on voit une cavité spacieuse très-inégale, remplie d'un liquide vert visqueux. Plusieurs cavernes analogues, mais moins spacieuses, se trouvent disséminées dans le reste du lobe droit.

La vésicule biliaire était remplie par un liquide muqueux, blanc-laiteux; la surface interne de la veine porte était rougie par imbibition.

Dans la cavité abdominale, on trouva une grande quantité de liquide vert-brunâtre, visqueux, à mauvaise odeur, entremêlé de flocons d'exsudation. L'estomac et l'intestin sont très-gonflés par des gaz, du reste à l'état normal.

La rate, de volume à peu près triple, friable, de couleur de lie de vin.

Autant qu'on a pu examiner les organes du bas-ventre, on n'a nulle part constaté de dépôt pareil à celui du foie. On n'a pu ouvrir ni le crâne, ni la poitrine.

La *tumeur du foie* présente une masse allongée et arrondie, lourde, d'une consistance égale partout et assez dure. A la coupe, elle présente une coloration jaune-blanchâtre sale, qui devient plus foncée à la périphérie presque jaune-orange; elle paraît parsemée d'un grand nombre de cavités de forme variée, en partie encore fermées, en partie ouvertes par la coupe. Les cavités renferment un contenu gélatineux, parfaitement transparent, vitreux, incolore, ou faiblement jaunâtre.

Les dimensions des cavités sont très-variables. Au milieu de la tumeur, on trouve, à côté de quelques-unes plus grandes, d'autres beaucoup plus nombreuses, dont le volume varie depuis celui d'un grain de millet jusqu'à celui d'un poids. On trouve ici, entre les alvéoles, des rubans tendineux analogues au tissu cicatriciel, distribués très-irrégulièrement, et des trabécules d'une couleur blanc mat. Vers l'extérieur, la masse devient plus dure, les cavités sont encore très-nombreuses, mais très-petites, rarement dépassant le volume d'un grain de millet; quelques-unes seulement, mais en petit nombre, ont des dimensions notables.

La forme des alvéoles est également variable. Ils sont rarement ronds, le plus souvent ils sont allongés ou irrégulièrement sinueux, présentant toujours des communications très-nombreuses avec les cavités voisines, par une ouverture plus ou moins grande.

L'intérieur des alvéoles est ordinairement revêtu par une substance friable.

On trouve de nombreux corpuscules arrondis, jaunâtres, du volume d'un grain de millet jusqu'à celui d'une graine de lin, disséminés sur la surface et dans la totalité de la substance du parenchyme du foie, qui présente une couleur vert-brunâtre sale, partout la même. A la coupe on trouve, contenue dans une cavité, une masse jaune-orange, demi-molle, ou une concrétion friable, facile à écraser, de couleur brune foncée ou noire, de forme arrondie ou irrégulièrement anguleuse, facile à extraire. L'intérieur de la cavité paraît parfaitement lisse.

La grande caverne qui s'étend à la circonférence postérieure de la tumeur, caverne dont une petite partie seulement se trouve immédiatement au-dessus de la surface de cette tumeur, présente une surface interne très-lacérée, comme macérée, parsemée de flocons plus ou moins volumineux, très-mous, vert-jaunâtres, rarement rouges, qui apparaissent très-ramifiés et distribués en quelques houppes. On trouve déposés, dans ces houppes, les mêmes corpuscules jaunâtres arrondis, en plus grande quantité que dans le parenchyme; quelques-uns d'entre eux sont ouverts, de sorte que la concrétion foncée qui y est enfermée est visible.

Quant à la nature microscopique des diverses parties de la tumeur, il est frappant qu'il n'y a pas ici de stroma comme dans les autres tumeurs. Seulement ces cordons fibreux qu'on voit ramper entre les alvéoles, au milieu de la tumeur, se montrent formés par de larges traînées de tissu conjonctif ondulées et gracieusement bouclées, entremêlées de fibres élastiques fines. Dans le reste de la masse, je n'ai jamais pu, malgré beaucoup de recherches, trouver de fibres de tissu conjonctif; mais les cavités remplies de gélatine sont enfoncées immédiatement dans une substance friable, d'un bruu clair, qui offre le plus souvent un aspect granulé, çà et là strié, et présente la plus grande ressemblance avec l'albumine coagulée par des acides, ou mieux encore par la chaleur. L'acide acétique n'y produit pas de changement notable; par la solution de potasse, ou par les acides minéraux concentrés, elle est attaquée, mais très-lentement; ce n'est qu'après un temps assez prolongé qu'elle se désagrège en un détritus de molécules fines; par l'acide nitrique elle se colore en jaune; par le réactif de Millon, elle devient rouge d'une façon très-marquée. La substance pourrait bien être considérée comme un exsudat coagulé.

A l'extérieur, vers les limites de la tumeur, la substance présente partout la même couleur jaune, par l'imbibition de la bile.

Traitée par l'acide azotique, la couleur jaune devient d'abord plus foncée, mais elle passe rapidement au vert-bleu violet, et enfin au rouge, qui pâlit peu à peu en devenant jaune sale, et finit par disparaître. Outre la bile imbibée, on trouve des accumulations plus ou moins considérables d'un pigment granulé orange, foncé ou rouge brunâtre qui, traitées par l'acide azotique, présentent les mêmes changements de couleur, seulement apparaissant moins rapidement.

On trouve en outre une grande quantité de carbonate de chaux déposé dans la masse. Au milieu de la tumeur, les cavités ne sont jamais limitées immédiatement par les traînées de tissu conjonctif, mais les parois sont toujours formées par une couche distincte à l'œil nu de la même substance qui forme la plus grande partie de la tumeur. C'est surtout ici que la métamorphose calcaire a eu lieu, de sorte que la gélatine paraît enfermée dans une coque dure qu'on peut enlever intacte ou par fragments.

Là où la tumeur a atteint l'enveloppe séreuse épaissie, on trouve dans cette enveloppe des cavités, le plus souvent très-allongées, et limitées immédiatement par des traînées divergentes de fibres de tissu conjonctif. Du reste, la disposition en fibres est ordinairement rendue peu distincte par le dépôt d'une substance granuleuse, et même parfois tout à fait masquée.

Il n'existait nulle part un revêtement d'épithélium, comme Buhl l'a trouvé, du moins dans les grandes alvéoles.

On n'a une idée claire de la nature de la masse gélatineuse qu'en considérant le contenu des cavités microscopiques qu'on voit à chaque coupe s'ouvrir en grande quantité dans la partie la plus dense de la tumeur. La gélatine, exactement adaptée à la face interne de la paroi, se présente sous la forme d'un produit creux, d'une espèce particulière, de forme arrondie ou allongée, si la cavité contenante est régulière ; ou bien plissée çà et là si cette cavité se montre irrégulière, rétrécie par des éminences en forme de bandelettes, ou élargie par suite d'excavations dans un ou plusieurs endroits. Le volume de ces vésicules de colloïde est extrêmement variable ; les plus petites pouvaient avoir environ 0,012 de mill.; les plus grandes que j'ai pu isoler présentaient un volume de 1 mill. ; mais il n'est pas douteux qu'elles peuvent atteindre un volume beaucoup plus grand.

Les parois des vésicules de colloïde consistent en une substance très-élastique, extensible, incolore, parfaitement transparente, sans structure, pourvue de stries fines concentriques et partout d'une épaisseur marquée. Elle est le plus marquée précisément dans les petites formations. Ainsi, dans les vésicules de 0,024 mill. de longueur et à peu près de la même largeur, on trouve fréquemment que les parois sont épaisses de 0,01 milli.; on trouve aussi, il est vrai, des vésicules de même dimension, dont les parois n'ont que 0,004 mill. d'épaisseur. Dans les grandes vésicules, l'épaisseur peut atteindre de 0,016 mill. jusqu'à 0,02 mill., mais, le plus souvent, elle est beaucoup moins considérable, fréquemment elle n'a que 0,004 millimètres, mais jamais moins à ce qu'il paraît.

La cavité de la vésicule du colloïde paraît vide, ou bien elle renferme une substance moléculaire finement granulée qui se dissout dans l'acide acétique et dans la potasse caustique. Dans les petites vésicules elle remplit complétement la cavité, de sorte qu'elle représente une accumulation arrondie et très-comprimée; mais, dans les plus grandes, elle paraît au contraire refoulée à l'extérieur contre la face interne de la paroi. Le milieu reste vide ou bien il renferme seulement quelques granulations disséminées.

Un autre partie du contenu consiste très-souvent en des gouttelettes graisseuses, brillantes, variables en volume et en quantité.

Quelques vésicules renferment, outre cette substance moléculaire et la graisse, des accumulations plus ou moins grandes de pigment biliaire granulé jaune-orange, qui, traitées par l'acide azotique, montrent le changement de couleur que l'on connaît. Il n'est pas rare, en outre, de trouver des granulations arrondies ou des cristaux d'hématoïdine présentant les formes les plus variées. Ils sont isolés ou réunis en grande quantité.

Quelquefois enfin on trouve des agglomérations particulières, cristallines, rayonnées, sphériques ou réniformes et de couleur brunâtre. Ils paraissent composés d'innombrables aiguilles de cristaux très-fines qui, dans leur forme bien conservée, montrent distinctement leurs pointes, faisant saillie sur la surface. Parfois, un seul de ces corps globuleux remplit presque complétement une des petites vésicules du colloïde, de sorte qu'il ne reste plus de place que pour quelques gouttelettes graisseuses ou quelques cristaux sanguins; ou bien on en a trouvé plusieurs dans une grande vésicule. Quant à leur nature chimique, je n'ai pas pu en obtenir des notions exactes. Ils sont insolubles dans l'eau, difficilement attaqués par l'acide acétique concentré, où ils ne se dissolvent qu'après un temps prolongé, mais très-rapidement dans l'acide azotique et dans l'acide chlorhydrique. Quand on les traite ainsi il n'y a pas de dégagement de vésicules gazeuses. Traités par l'acide sulfurique, ils se transforment en une substance finement granulée qui conserve complétement la forme sphérique primitive. On peut à peine les considérer comme du phosphate de chaux ou même comme un sel phosphatique, puisqu'ils sont difficilement solubles dans l'acide acétique et qu'il est impossible d'en obtenir le dépôt par l'ammoniaque. On ne peut pas non plus les prendre pour de l'oxalate de chaux. Si c'était un sel calcaire, ils devraient, lorsqu'on les traite par l'acide sulfurique, se déposer en cristaux de gypse. Mais les granulations fines qui se déposent ne peuvent pas être prises pour des cristaux de gypse. Dans leur forme, ils ressemblent beaucoup à une de ces formes décrites par Golding Bird sous le nom de « *dumb-bells.* »

On a trouvé dans les alvéoles, ainsi que dans toute la pièce, des cristaux de phosphate ammoniaco-magnésien en grande quantité; cependant leur existence n'a pas grande importance, car ils se sont formés seulement par suite de la décomposition. A l'état frais, il n'y en avait pas de trace.

Les tablettes rhomboïdes de cholestérine étaient très-rares. Les vésicules n'ont jamais renfermé de cellules, comme Müller en décrit dans son carcinome alvéolaire ou comme les cellules spécifiques du cancer de Lebert.

Mais l'existence d'une couvée d'échinocoques dans l'intérieur d'une série d'alvéoles, ou plutôt dans l'intérieur de leurs vésicules de colloïde, est très-importante. Il serait bien utile d'en parler plus en détail.

Il n'y a pas de ces alvéoles au milieu de la tumeur; la plupart se trouvent plutôt vers la périphérie. C'en est toujours un groupe plus ou moins considérable qui renferme les échinocoques. Elles ne diffèrent pas des autres alvéoles qui ne renferment qu'une masse gélatineuse; les dimensions et la forme sont les mêmes, ainsi que la substance fondamentale ambiante.

La surface interne de ces alvéoles est revêtue par une substance colloïde qui offre l'apparence d'une couche membraneuse très-claire, mince, molle, facile à extraire en lambeaux; elle ne se distingue en rien de la gélatine qui remplit les autres alvéoles. Immédiatement contiguë à cette couche se trouve la vésicule membraneuse des échinocoques. C'est dans les coupes fines à travers l'enveloppe séreuse épaissie et la partie la plus superficielle de la tumeur, que celle-ci se distingue le mieux, si la coupe a atteint une ou quelques-unes des petites excavations. Lorsque l'on ouvre des grandes alvéoles, on trouve la vésicule d'échinocoques le plus souvent au fond de la cavité, complétement détachée du revêtement colloïde, sous la forme d'une substance jaunâtre, affaissée et plissée, qu'on peut facilement extraire en entier. A la coupe, on reconnait sur sa face interne les échinocoques, sous la forme de petites granulations blanchâtres visibles à l'œil nu.

A l'examen microscopique, la vésicule contenant les échinocoques se montre comme une substance finement granulée partout, brunâtre, dans laquelle se trouve déposée une immense quantité de corpuscules, en général arrondis, à contour tranché, lisses, transparents, ayant une réfringence analogue à celle de la graisse. Leur volume varie entre 0,008 à 0,004. Leur forme est variable; ils sont tantôt sphériques ou ovales, tantôt pyriformes ou réniformes; quelques-uns sont aplatis d'un ou deux côtés, ce qu'on reconnaît très-distinctement en les roulant. En examinant plus attentivement, on trouve, à quelques-uns de ces corpuscules, une structure homogène, un aspect mat particulier, comme enfumé, ne montrant aucune trace de stratification, ou bien une stratification superficielle; les stries paraissent obscures ou interrompues. D'autres possèdent une structure distincte, en couches concentriques; ceux-ci se voient plus facilement; la stratification concentrique est régulière et nettement dessinée. Le nombre des couches est variable de deux à trois, ou de sept à dix; l'épaisseur est, en général, de 0,0013 millim. La partie centrale, entourée de couches, a une structure homogène ou bien elle paraît parfois finement granulée. Quelques-uns des corpuscules présentent, outre la stratification concentrique, une autre stratification rayonnée; mais celle-ci est toujours obscure et irrégulière. Il en résulte un aspect particulier, obscur et fréquemment presque opaque. Les corpuscules sont incolores ou bien colorés en jaune par la substance biliaire, parfois d'un beau vert.

A l'évaporation du liquide ambiant, de même que par la pression sur le verre qui couvre, ils se déchirent de dehors en dedans, et la déchirure se continuant jusqu'au milieu, ils s'affaissent en se divisant en plusieurs fragments qui sont pour la plupart égaux en volume et en forme. Les corpuscules acquièrent ainsi tout à fait l'aspect de ceux représentés par Buhl (p. 109, fig. 7) qui présentent aussi, du reste, dans leurs autres propriétés, une analogie frappante avec les nôtres.

En ajoutant lentement des acides, les corpuscules pâlissent. Aussitôt que l'acide a atteint une extrémité, celle-ci commence à s'éclaircir et cet éclaircissement se propage rapidement sur le reste jusqu'à l'autre extrémité. Comme l'éclaircissement se propage plus rapidement sur les côtés, la limite entre la partie éclaircie et celle qui ne l'est pas encore est en forme d'arc de cercle. Si la décomposition est tellement avancée, qu'il ne reste plus qu'une très-petite granulation arrondie dans une extrémité de la masse non atteinte, il n'est pas rare alors, les deux extrémités de l'arc se réunissant avant d'arriver jusqu'à elle, que cette granulation, pour ainsi dire devenue libre, se détache et nage en arrière vers le milieu. En même temps, elle devient de plus en plus petite et elle finit par disparaître, après avoir atteint le milieu ou même avant. La forme du corpuscule ne subit aucun changement notable par la décomposition. Il reste une substance très-claire, transparente, qui présente un contour pâle, mais nettement dessiné et parfois aussi une stratification obscure; ou bien elle renferme aussi quelques granulations moléculaires brillantes. Elle est en même temps d'une mollesse telle, qu'elle s'aplatit complétement par les vésicules d'acide carbonique qui se dégagent. A l'évaporation du liquide, la substance se déchire de dedans en dehors en un ou plusieurs endroits. On réussit facilement par la pression à la fractionner en plusieurs fragments, d'une nature en apparence complétement identique entre eux. Il n'y a pas trace de cavité.

L'éclaircissement des corpuscules se fait par des acides minéraux, ainsi que par l'acide acétique et l'acide tartrique, mais plus lentement par ce dernier. En ajoutant de l'acide sulfurique, on voit se déposer une immense quantité de cristaux de gypse, en partie en formes d'aiguilles fines, groupées en bouquet, en partie en forme de tablettes carrées de cristaux, bien faits ou bien accouplés deux à deux, présentant la forme connue de queues d'hirondelle.

Ordinairement il y a, sous l'influence des acides, un dégagement notable d'acide carbonique qui résulte probablement de la décomposition du carbonate de chaux de la substance finement granulée qui réunit les corpuscules. Il arrive fréquemment qu'une grande quantité de corpuscules soit déjà complétement pâlie, sans qu'on ait vu une seule bulle de gaz, et tout à coup, dans un ou plusieurs endroits, commence un dégagement de gaz tellement violent, que l'examen devient difficile. Quelquefois enfin le dégagement d'acide carbonique manque complétement. Les corpuscules consistent donc en phosphate de chaux et en une substance organique, qui sont intimement mélangés entre eux.

Il n'y a aucune trace d'épithélium qui, d'après von Siebold (1), revêtirait la substance finement granulée et aussi les corpuscules calcaires parsemés vers l'intérieur. La couche la plus externe de la vésicule manque également. On ne peut pas admettre que celle-ci, ayant subi une dégénérescence gélatineuse, représente le revêtement colloïde de la cavité.

(1) Von Siebold, Parasiten, in Wagner's Handwœrterbuch der Physiol., vol. II, p. 678.

Les échinocoques, dans l'intérieur des vésicules, sont bien conservés. A côté d'animaux complétement développés, il y en a d'autres plus jeunes et plus petits qui n'ont encore ni la couronne de crochets ni les ventouses.

Très-peu des animaux développés sont étendus; la tête, qui est large et se rétrécit en avant, se montre armée d'une couronne double de crochets qui siége derrière le crâne hémisphérique : les crochets sont enchâssés par leur extrémité mousse légèrement renflée, autour d'un anneau en forme de ruban, de sorte que les pointes courbées sont retournées en arrière. A l'extrémité postérieure de la tête, on trouve latéralement les quatre ventouses, dont les deux de la surface sont plus distinctes que les deux autres, qui apparaissent à travers la profondeur. Le corps, qui est court, arrondi, brunâtre, est séparé de la tête par un étranglement en forme d'anneau et présente souvent à son extrémité postérieure un appendice ordinairement très-court, au moyen duquel l'animal était attaché. Le plus souvent, le corps renferme une grande quantité de corpuscules calcaires brillants, aplatis, disséminés sans aucun ordre, qui se trouvent très-rarement à l'extrémité céphalique, ou y manquent complétement. Dans l'immense majorité des cas, l'échinocoque a la tête rétractée profondément dans son corps membraneux, et l'animal a ainsi une forme ovale ou plus arrondie, seulement un peu comprimée à la large extrémité antérieure. Dans ce cas, on reconnaît les quatre ventouses; plus en arrière, on voit très-distinctement la couronne de crochets et en avant les pointes des crochets tournés vers l'endroit de la rétraction. Une ligne en forme d'arc indique l'extrémité céphalique.

Les corpuscules brillants, que l'échinocoque contient en grande quantité, ont une structure parfaitement homogène, renfermant souvent quelques granulations moléculaires brillantes, ou bien ils se montrent stratifiés, de sorte qu'on voit une partie centrale entourée d'une ou de deux couches nettement distinctes en forme d'anneaux. Leur volume varie entre 0,008 et 0,016. Leur forme est variable, rarement arrondie, ordinairement allongée, ou par la fusion de quelques-uns tantôt pyriformes, réniformes, tantôt en forme de cœur ou semblables à une feuille de trèfle. Parfois quelques-uns des corpuscules ou tous présentent une coloration d'un beau jaune, due à la matière colorante de la bile; quelquefois, mais rarement, vert de pré. Ils ressemblent à ceux de la vésicule contenante; seulement ils sont plus petits, ils pâlissent comme ceux-ci sous l'influence de l'acide sulfurique, et alors il se dépose quelques groupes de cristaux de gypse. Il n'y a pas du tout de dégagement d'acide carbonique.

Dans le parenchyme du foie a lieu un riche développement de tissu conjonctif, et les éléments normaux sont tout à fait refoulés. Les fibres de tissu conjonctif sont colorées en jaune par la matière colorante de la bile; on trouve entre elles un pigment granuleux de bile d'un beau jaune orangé et une grande quantité de cristaux d'hématoïdine, en colonnes rhomboïdales d'un rouge de rubis magnifique ou en aiguilles très-fines brun de rouille, ou sous les formes les plus bizarres. On trouve encore disséminées les concrétions contenues dans des capsules déjà décrites; on reconnaît sous le microscope qu'elles sont formées de pigment biliaire granuleux jaune-orange. Les espaces dans lesquels elles se trouvent paraissent être de petits conduits biliaires dilatés. On trouve à peu près la même chose dans la caverne. Les bouquets fins, ramifiés d'une manière multiple, consistent principalement en petites artères, veines et conduits biliaires, qui présentaient à la décomposition une résistance plus grande que le reste du tissu. On y trouve également du pigment biliaire diffus et granulé, de l'hématoïdine en cristaux ou en granulations amorphes, et les mêmes concrétions biliaires soit libres, soit renfermées dans les espaces. On pourrait facilement croire que la caverne est le résultat de la suppuration d'un sac d'échinocoques, mais cette idée n'a aucun fondement.

OBSERVATION IV. — (Virchow) (1).

Uttinger, âgé de 38 ans, garçon à l'hôpital de la ville, avait d'ordinaire une bonne nourriture avec beaucoup de vin; son travail était modéré. Il n'a jamais eu la syphilis et affirmait n'avoir jamais eu, depuis son enfance, de maladie un peu grave, jusqu'à ce qu'il eût ressenti, il y a quatre semaines, une douleur oppressive dans le corps, survenant le plus souvent le matin de bonne heure. Bientôt la diarrhée apparut, puis il devint peu à peu ictérique, et les phénomènes ordinaires se manifestèrent dans les matières fécales et l'urine.

Le 29 janvier 1855, il entre dans une salle de malades, non parce qu'il se trouve précisément malade, mais à cause de la coloration

(1) Verhandlungen der physicalisch-medizinischen Gesellschaft in Würzburg, année 1855, vol. VI p. 84.

ictérique de sa peau, qui devenait de plus en plus intense et de démangeaisons pénibles. Là, il fut observé par M. Gerhardt, étudiant sous la direction de M. Rinecker.

Le malade est d'une taille moyenne, bien constitué; il a l'iris et les cheveux bruns; il est un peu chauve. La peau est d'un jaune-paille foncé, déjà fortement plissée à la figure et aux mains. Il n'y avait nulle part d'œdème. La muqueuse des lèvres, de la langue, etc., est d'un rouge assez vif, devenant jaunâtre par la pression.

La conformation du thorax, ses organes et leurs fonctions sont sans anomalie apparente; le pouls et la respiration, d'une fréquence normale; l'abdomen, fortement bombé en avant d'une façon assez uniforme, excepté à l'hypochondre droit, où la voussure était le plus marquée; pas de fluctuation, ou au moins très-obscure. Les limites de la rate dépassent un peu celles de l'état normal. Le foie déborde les côtes, sur la ligne mammaire, largement de trois travers de doigt; sur la ligne sternale, atteignant presque l'ombilic; le lobe gauche, augmenté aussi de volume, mais moins que le droit; le son, à la percussion dans la région du foie, est vide et mat; le son tympanique ne se produisant pas à travers l'organe, l'épaisseur de celui-ci est donc considérable; la surface du lobe droit du foie légèrement inégale à la palpation. On ne sentait nulle part de tumeur. La douleur de la région est peu considérable à la pression. L'urine, évacuée en quantité normale, fortement ictérique, sans albumine. Les fonctions du canal digestif assez normales; appétit diminué; selles normales; fèces de couleur argileuse. Les ganglions du pli de l'aine plus apparents à droite qu'à gauche; quelques-uns sont augmentés sensiblement de volume. L'attitude du malade est paresseuse, apathique d'une manière frappante; du reste, aucun trouble du système nerveux.

Traitement. Emploi régulier de l'eau de Carlsbad, bains, une bonne nourriture.

Au commencement de février, douleurs déchirantes à l'épigastre, répétées plusieurs fois le matin; évacuations alvines plusieurs fois par jour; les selles sont liquides, blanches; légère desquamation de l'épiderme. Plus tard, il se développa une éruption prurigineuse de la peau compliquée de pétéchies qui, après avoir été grattées, laissent s'écouler *une quantité considérable de sang, peu dense;* l'amaigrissement augmenta rapidement, et, dans les trois derniers jours de la vie, des *quantités considérables de sang*, en partie coagulé, furent évacuées *par l'anus;* ces évacuations étaient accompagnées de coliques. Le *vomissement de sang* se montra quelquefois, mais pourtant modérément. Enfin, après un collapsus rapide et une respiration devenue stertoreuse, la mort survint *sans* phénomènes cérébraux.

Une fétidité insupportable de la bouche existait depuis le commencement, ainsi qu'une répugnance invincible pour la viande.

Autopsie le 5 mars. Décomposition rapide.

Ictère vert très-prononcé de tout le corps. Ascite. Péricardite hémorrhagique. Plusieurs infarctus hémorrhagiques dans le lobe inférieur du poumon gauche. Dans la partie inférieure de l'iléon, surtout dans le cæcum, et jusqu'au côlon transverse, de grandes quantités de sang coagulé sans aucune altération de la surface de l'estomac ou de l'intestin. Tuméfaction de la rate avec nodosités hémorrhagiques. Reins augmentés de volume avec tuméfaction parenchymateuse.

Le foie est modérément augmenté de volume, surtout le lobe droit, qui, par son bord épais et supérieur, est complétement adhérent au diaphragme et présente ici une plaque grande, de consistance cartilagineuse et dure, de la circonférence droite et gauche de laquelle s'étendent assez loin, comme des racines, des cordons blancs, épais, moniliformes. A la coupe on arrive, à travers une paroi indurée de 8 à 10 mill. d'épaisseur, dans une cavité ayant largement le volume du poing, d'où s'écoule un liquide d'un jaune sale, puriforme, qui se sépare par le repos en un sérum trouble, jaune-verdâtre, et un dépôt jaune-blanchâtre, entremêlé de lambeaux jaunâtres, membraneux et vésiculeux. Ce dernier dépôt renfermait d'une façon prédominante des masses granuleuses en partie graisseuses, en partie conservant encore la formule cellulaire, par-ci par-là des cellules distinctes contenant des granulations et quelques cristaux. — La surface interne de la grande cavité était partout irrégulièrement bosselée et notamment en bas et et en avant, comme déchirée, présentant près de sa surface plusieurs cavités secondaires, dont les parois molles, recouvertes d'un enduit blanchâtre plus délicat, un peu feutré, paraissaient indiquer leur formation plus récente. Ces cavernes secondaires étaient séparées de la grande cavité par de grandes masses de tumeurs en partie détachées, en partie adhérentes. La grande cavité présentait dans sa partie inférieure et postérieure un dépôt cohérent d'un jaune intense; du reste, partout on trouvait, dans une masse fondamentale vert blanchâtre, sale, des corps plus clairs, sphériques ou vésiculeux pour la plupart, allant jusqu'au volume d'un grain de chanvre, et qui faisaient ordinairement saillie au-dessus du niveau des parties voisines. La paroi elle-même, qui en divers endroits présentait une épaisseur très-différente, était composée pour la plus grande partie de la même manière. Vers l'extérieur apparaît d'abord une couche dure, tendineuse, de tissu conjonctif, puis vers l'intérieur une infiltration, devenant de plus en plus compacte, de petites vésicules gélatiniformes, qui se trouvaient dans des cavités du volume d'un grain de millet ou plus petites. Plus bas, où étaient placées les cavités secondaires, la paroi était très-mince, la couche de tissu conjonctif ayant à peine 1 mill. d'épaisseur, et l'infiltration alvéolaire dont on vient de parler ne pouvait être reconnue que par l'existence des excavations peu profondes, nombreuses sur la surface interne du sac. En arrière et à gauche, au contraire, la masse de la tumeur s'étendait si loin dans le parenchyme du foie que le volume de la tumeur égalait au moins la tête d'un enfant. Dans tous ces endroits, elle se compose d'un tissu finement alvéolé, dont le stroma est blanchâtre, très-solide et dur, tandis que la plupart des alvéoles apparaissent seulement comme de petits points. Par-ci par-là on voit entre ceux-ci des cavités plus grandes et plus consistantes qui correspondent aux conduits biliaires dilatés, mais ne renferment pas de masses vésiculeuses ou gélatiniformes. Par contre, on trouve partout dans les alvéoles des bouchons gélatineux facilement isolables, colorés en jaune et lâchement unis aux parties environnantes. Avec ces parties périphériques de la tumeur sont en communication les cordons alvéolaires de la surface déjà mentionnés en forme de chapelets se présentant pour la plupart en petits groupes, comme on en a trouvé dans la circonférence de la tumeur, des foyers isolés au milieu du parenchyme du foie; quelques-uns atteignaient le volume d'une noix.

De la tumeur s'étendait un prolongement de masses analogues vers «*porta hepatis*» et de là avec la «*capsula Glissonii*» encore 6 mill. plus loin, jusqu'au voisinage de l'intestin, en formant ici un cordon dur, un peu bosselé, en forme de boudin, ayant en moyenne 25 millim. d'épaisseur. En général, on pouvait reconnaître de nouveau dans tout ce prolongement des traînées moniliformes, parfois distinctement en forme de canaux, qui cheminaient à côté des canaux biliaires et des ramifications de la veine porte, refoulant leurs parois par-ci par-là vers la cavité du vaisseau en forme de nodosités, les comprimant même en quelques endroits jusqu'à la perforation. Les diverses ampoules de ces canaux moliniformes étaient de dimensions inégales; j'en trouvai hors du foie qui avaient 1 centimètre de longueur et 3 à 4 millimètres de largeur. Elles avaient toujours une paroi relativement épaisse, souvent anfractueuse dans l'intérieur, et renfermaient de grandes productions gélatiniformes, membraneuses, repliées pour la plupart, mais souvent aussi distinctement vésiculeuses, d'une couleur gris-jaunâtre et entourées d'une bouillie verdâtre et un peu visqueuse.

Tous les canaux du foie, les conduits biliaires, comme la veine porte, les veines, les artères hépatiques, étaient rétrécis par places dans la tumeur et irréguliers par suite de la proéminence des masses noueuses.

C'étaient surtout les canaux cholédoque et hépatique qui étaient fortement refoulés à gauche par la tumeur du sillon, et tellement comprimés latéralement qu'on devait, par là, avoir un reflux de la bile vers le foie. Le canal hépatique était encore perméable et la vésicule biliaire remplie même assez fortement, de telle sorte qu'elle dépassait considérablement le bord inférieur du foie, qui était un peu atrophié. En arrière, se trouvaient aussi des dilatations très-considérables, souvent sacciformes, des conduits biliaires, qui cependant, s'étendaient jusqu'au voisinage de la surface, uniquement, dans les parties avoisinant la tumeur, tandis que, dans le reste, elles se terminaient au milieu du parenchyme. Ces conduits renfermaient un liquide peu dense, en grande partie encore biliaire; mais quelques-uns, ceux qui étaient placés au voisinage de la tumeur, contenaient seulement un liquide aqueux, clair, et quelques concrétions calcaires et biliaires, le plus souvent écailleuses.

Le foie lui-même était partout fortement ictérique, d'une couleur jaune intense verdâtre; les acini étaient d'un volume assez normal, ordinairement un peu plus colorés en vert foncé au centre; le parenchyme un peu flasque et très-humide. Pendant les recherches microscopiques, on trouvait presque partout des cellules encore très-apparentes, mais fortement remplies de matière colorante de la bile, avec des granulations un peu obscures; il paraissait seulement avoir eu une perte partielle des cellules correspondant aux parties vert-foncé. Ici elles étaient très-dispersées et isolées; entre elles se trouvaient des lacunes où l'on apercevait le tissu conjonctif avec un dépôt un peu granuleux.

Un examen plus attentif de la tumeur donna les résultats suivants : La coupe par les parties les plus dures montre un stroma fibreux très-consistant qui, par l'action de l'acide acétique, présente les propriétés ordinaires du tissu conjonctif renfermant un grand nombre de cellules fusiformes fines et disposées en réseaux. En plusieurs endroits, notamment vers la grande cavité, les éléments de ce tissu conjonctif étaient en métamorphose graisseuse; dans les autres se trouvaient renfermées des masses plus ou moins grandes de pigment jaune ou brun. Plus en dehors, on voyait des masses de parenchyme de cellules du foie, fréquemment encore conservées, mais très-infiltrées de pigment biliaire qui pénètre entre les traînées de fibres. Au milieu du tissu conjonctif se trouvaient dans des excavations nettement limitées, tantôt arrondies, tantôt allongées, tantôt anfractueuses ou rétrécies, des masses gélatineuses correspondant dans la plupart des cas aux dessins de Buhl (p. 106, fig. 2 à 5, et de Zeller, fig. 5). Les plus petites de ces cavités mesuraient en moyenne de 0,03 à 0,16 millimètres; les plus grandes de 0,3 à 0,4 millimètres.

Vers le milieu du foie et plus encore dans le hile et en dehors de celui-ci, les dimensions des cavités étaient augmentées considérablement, de telle sorte que quelques-uns de ces alvéoles, pour la plupart allongés, atteignaient jusqu'à 6 millimètres de longueur et 2 à 3 millimètres de largeur. La masse gélatineuse était constituée régulièrement dans les excavations les plus petites par une paroi brillante, sans structure, disposée en plusieurs couches et, par suite de cette disposition, pourvue de stries très-fines et parallèles, et par une cavité remplie le plus souvent par une masse un peu granuleuse renfermant en grande partie des gouttelettes graisseuses. Mais rarement la production était complétement sphérique; ordinairement les parois étaient plusieurs fois repliées vers l'intérieur, comme affaissées, et le contenu extrêmement peu considérable dans sa masse. Par contre, on trouvait souvent des excavations latérales qui étaient placées dans les cavités voisines, de telle sorte que la vésicule vide en apparence était rétrécie, en forme d'un bissac ou possédait encore plusieurs rétrécissements, comme l'a représenté Zeller dans la fig. 7.

Les parois des plus petites vésicules offraient en même temps une épaisseur de 0,025 à 0,05 mill., et celles des vésicules un peu plus grandes de 0,06 à 0,08 mill.

A mesure que les vésicules devenaient plus grandes, l'intervalle qui les séparait diminuait, et on trouvait des cavités telles que deux ou plusieurs vésicules y étaient renfermées, sans substance intermédiaire. On pouvait extraire avec facilité, des cavités les plus grandes, notamment de celles qui se trouvaient dans le tissu du hile, de grandes masses gélatineuses cohérentes qui s'étalaient rapidement dans l'eau en grandes membranes, dont se séparaient assez souvent des vésicules ayant depuis le volume d'un grain de millet jusqu'à celui d'un grain de chènevis, encore complétement fermées, mais toujours très-flétries. Non-seulement plusieurs vésicules paraissaient ici coexister dans la même excavation, mais encore être contenues les unes dans les autres. Toutes ces membranes, celles qui étaient encore fermées, comme celles qui étaient ouvertes, étaient composées de la même substance sans structure finement striée, comme les petites vésicules; leur épaisseur était très-variable, depuis 0,02 jusqu'à 0,04 et 0,06 mill. L'intervalle entre les grandes couches était de 0,01 à 0,015 mill.; leur surface externe était, le plus souvent, complétement lisse et seulement parsemée de divers corpuscules amorphes par-ci par-là granulés et colorés. Dans l'intérieur, au contraire, on trouvait toujours un dépôt trouble qui, dans la plupart des cas, paraissait simplement granuleux, friable, mais pourtant présentait quelquefois des divisions plus régulières presque en forme de cellules.

Les plus grandes membranes permettaient ordinairement de reconnaître des modifications analogues à celles que l'on trouve généralement sur les membranes hyalines des échinocoques. A la place des stries fines se trouvaient des infiltrations granuleuses, brillantes comme de la graisse, d'abord en série élégante, en forme de collier de perles, mais plus tard avec quelques excavations et des accumulations disposées en groupe (Buhl, fig. 3). Mais, à la surface interne, on voyait une particularité tout à fait nouvelle et singulière; on y voyait très-fréquemment dans les grandes membranes un réseau à grandes mailles de formations étoilées et anastomosées, qui étaient gonflées là où il y avait des nodosités et extrêmement fines sur les filaments de liaison, et qui, par leur disposition au milieu de la substance interstitielle, hyaline et sans structure, présentaient la plus grande ressemblance avec les cellules étoilées du tissu muqueux. Il fallait, il est vrai, se préserver d'une illusion qui était très-facile à cause du plissement des membranes. Par places, les productions étaient plus grandes, leurs prolongements et leurs filaments de réunion plus larges et en forme de canaux, leurs corps plus volumineux jusqu'à 0,2 mill. de longueur et 0,1 mill. de largeur, et grâce à un dépôt granuleux plus distinct. Il en résultait la plus grande ressemblance avec les vaisseaux lymphatiques en train de se développer. Dans l'intérieur des corps se présentait enfin une membrane fine, rendue en général plus apparente par son plissement, qui formait un sac allongé, ovalaire ou arrondi, et dans laquelle était contenu un dépôt de grandes granulations brillantes. Ces sacs s'étendaient encore plus, devenaient complétement vésiculeux et sphériques, pendant qu'en même temps la membrane du ci-devant corps étoilé s'épaississait autour d'eux et formait une capsule hyaline analogue à la membrane des échinocoques. Ces capsules se distinguent des vésicules ordinaires des échinocoques par leur structure plus simple, parce que même les capsules les plus épaisses présentaient seulement une à deux couches. J'ai mesuré dans une vésicule ayant 0,3 mill. de volume la couche extérieure de la capsule, elle avait 0,04 mill. et l'intérieur 0,025 mill. L'aspect de ce réseau et de ces vésicules est devenu encore plus différent parce qu'on y trouvait des granulations de pigment, tantôt d'un jaune diffus, tantôt d'un jaune granulé et d'un jaune brunâtre; dans plusieurs d'entre elles se trouvaient des cristaux d'hématoïdine très-beaux, mais petits. Malgré cela, elles restaient encore longtemps en communication avec les prolongements. Ce sont les productions que Buhl a représentées (planche 5, fig. 3).

A côté de cela venait encore une autre série de formations qui est un peu plus difficile à décrire. Celles-ci se distinguaient partout des autres par un aspect plus trouble et une coloration jaune par interférence; elles n'atteignaient pas le volume des autres; mais, d'un autre côté, elles s'élevaient plus de la surface de la membrane et paraissaient comme de petits appendices en massue de celle-ci. Beaucoup d'entre elles étaient presque complétement homogènes, tout au plus pourvues vers leur extrémité libre de lignes parallèles courbes, comme si un accroissement par couches y avait eu lieu. La plupart renfermaient encore au-dessous de cette extrémité, disposée en couches et renflée, une petite cavité ovalaire; de telle sorte qu'elles rappelaient les œufs de quelques entozoaires.— Ne pouvant pas découvrir leur véritable signification, je me borne à cette indication; seulement, je veux encore mentionner que j'ai vu quelquefois s'élever de la surface des membranes les plus épaisses d'autres prolongements cylindriques, d'une grande épaisseur et longueur, qui paraissaient presque être des excroissances solides de la membrane et renfermaient dans leur intérieur seulement un cordon fin, strié dans sa longueur, parsemé de productions granuliformes, vers lequel la cavité commune de la vésicule se courbait légèrement.

Autour de ces membranes et entre elles étaient disposés très-abondamment, ordinairement en groupes considérables et réunis par une masse unissante granuleuse, des corpuscules concentriques réprésentés déjà par Buhl (fig. 7) et Zeller (fig. 1), formés pour la plupart de deux ou trois couches avec un centre simple ou multiple, de volume allant jusqu'à 0,025 et 0,030 millim. Ils étaient constitués par des sels calcaires et une substance organique fondamentale, et se distinguaient essentiellement, par le volume, des corpuscules calcaires connus des échinocoques. Enfin il y aurait encore à mentionner de nombreux cristaux en aiguille, fréquemment disposés en faisceaux, probablement graisseux, qui se trouvaient en plus grande abondance dans le liquide des cavernes, ainsi que dans les grandes alvéoles.

Jusqu'à présent la structure de notre production gélatiniforme, quoique très-concordante avec les membranes des échinocoques, est pourtant si particulière sous plusieurs rapports, que je ne pouvais pas vaincre le doute sur leur nature. Ce n'est qu'après un temps très-long que je réussis à trouver de jeunes animaux, et comme j'ai été obligé de mettre, en attendant, ma pièce dans l'alcool, il est bien possible que quelques particularités y soient changées, surtout que l'aspect troublé qu'ils présentaient se soit formé consécutivement. Je les trouvais seulement dans la partie de la tumeur correspondant au *hile*, où se trouvaient les alvéoles les plus grands et les moins altérés selon l'apparence, et peut-être aussi la substance gélatineuse la plus jeune. Après les avoir d'abord découverts sous le microscope, je me suis convaincu facilement qu'ils étaient visibles à l'œil nu comme à l'ordinaire, sous la forme de points blancs et fins, de façon que je pouvais à présent les isoler et les rendre plus nets, par la pression et le traitement par les réactifs. La plupart d'entre eux étaient rétractés en eux-mêmes et avaient une forme arrondie ou en cœur, de telle sorte qu'on pouvait facilement constater la place de la tête, cachée par une légère courbure du bord. La couronne de crochets, rétractée à l'intérieur, se laissait distinguer avec difficulté, à cause de la masse du corps qui était trouble et granuleuse; mais, après l'écrasement des animaux, ils devinrent libres et distincts, de sorte que l'analogie de ces crochets avec les crochets d'échinocoque ordinaire fut facile à confirmer. Outre cela, il s'est trouvé toujours un certain nombre des corpuscules calcaires bien connus et un bord clair à la circonférence. Quelques animaux avaient leur forme régulière renversée, et on distinguait leur corps arrondi, ovalaire, avec une dépression en entonnoir, qui correspondait au pédicule primitif, leur tête un peu plus large et plus grande avec ses quatre ventouses et la région de la bouche nettement accusée. Quelques-uns de ces animaux n'avaient aucune trace de couronne de crochets; et je croirais volontiers que les plus petits et les plus pâles étaient encore tout à fait jeunes, et surtout qu'ils n'avaient pas encore possédé de crochets; d'autres, au contraire, étaient très-grands et remarquables par un riche amas de granulations pigmentaires d'un brun-jaunâtre ou brun-rouge, autour de la bouche, aux ventouses et à la partie postérieure du corps, de telle sorte que chez eux il pouvait y avoir eu une perte de crochets. Je trouvais les plus petits animaux, ceux qui étaient encore tout à fait pâles, ayant jusqu'à 0,12 mill. de longueur et 0,07 mill. de largeur; les plus grands ayant de 0,23 à 0,3 mill. de longueur, larges de 0,13 mill. au niveau des ventouses, et en arrière ayant jusqu'à 0,12 mill.; les formes rondes avaient de 0,11 à 0,15 mill. de longueur et 0,125 à 0,06 de largeur. Les grains calcaires arrivaient jusqu'au volume de 0,006 mill.

OBSERVATION V (Luschka) (1).

Ce foie, présentant près du double de son volume normal, ne contient du parenchyme que dans le segment qui correspond à son lobe droit; celui-ci est partout flasque à un haut degré et imprégné abondamment d'une bile très-fluide et colorant parfaitement en jaune; on est frappé en même temps que les susdits lobules du foie ne paraissent pas séparés dans une coupe, seulement par des bouquets de vaisseaux, comme c'est le cas ordinaire, mais sont fortement écartés par une cloison de tissu conjonctif. Le lobe gauche du foie est transformé en un kyste du volume d'une tête d'adulte qui, selon les renseignements fournis par le médecin, renfermait un liquide jaune verdâtre, floconneux, ressemblant à du pus. La surface intérieure, ayant l'aspect d'un feutre vert sale, est parsemée très-irrégulièrement de saillies plus ou moins grandes et, outre cela, elle présente une quantité considérable d'ouvertures arrondies. L'épaisseur de la paroi varie de 0,5 à 2 centim.; elle est constituée par l'enveloppe péritonéale du foie très-épaissie et par une substance ressemblant à un fibro-cartilage d'un jaune pâle, qui s'étend vers l'excavation et le parenchyme du lobe droit. On distingue dans cette substance une multitude de cavités (alvéoles) arrondies, plus ou moins petites, qui arrivent jusqu'au volume d'une lentille, et se présentent comme les coupes d'un système de canaux qui s'abouchent un grand nombre de fois dans ce kyste.

Dans le hile du foie et dans les lobules quadrilatère et de Spigel se trouvent des tubérosités isolées qui ont depuis la grandeur d'une fève jusqu'à celle d'une noix, et le long du ligament suspenseur du foie, là où se jettent la plupart des troncs lymphatiques, on remarque des cordons noueux s'enfonçant vers la profondeur, qui tous

(1) Virchow's Archiv, année 1856, vol. X, p. 206.

permettent de bien reconnaître l'agencement et l'aspect de la substance multiloculaire de la paroi du sac.

Mon attention fut d'abord dirigée vers le point de départ de ce système de canaux renfermant la substance gélatiniforme. Je pus me convaincre avec toute certitude que ces canaux, sortis du hile du foie, n'étaient pas seulement des vaisseaux lymphatiques, mais aussi des branches du rameau gauche de la veine porte qui en sont même le siége principal. On pouvait suivre le passage de la substance des plus gros vaisseaux aux plus petits, mais on ne put pas établir où était son siége primitif: dans les ramifications de la veine porte, dans les vaisseaux lymphatiques, ou dans les deux, ou dans le tissu interstitiel de la capsule de Glisson; car il est certain que des déchirures avaient eu lieu, non-seulement d'un système de vaisseau à l'autre, mais encore dans le tissu interstitiel appartenant à la capsule de Glisson, qui était abondamment imprégné ici, outre cela, d'une masse exsudative modifiée en graisse pour la plus grande partie.

La masse gélatiniforme est composée, en très-grande partie, de lamelles claires, vitreuses, d'une épaisseur variable, se divisant facilement, disposées plus ou moins distinctement en couches. Outre cela, on peut retrouver, avec quelques précautions, dans les canaux mentionnés, des capsules creuses plus ou moins grandes, soit complétement sphériques, soit ramifiées un grand nombre de fois et d'une manière très-variée (ces derniers sont en nombre beaucoup plus considérable), avec des parois ayant l'aspect de ces lamelles. Le contenu des corpuscules creux, qui ne sont autre chose que des échinocoques pourvus de ramifications, tandis que ces lamelles représentent leurs restes ou débris, varie beaucoup. Il se compose souvent d'une masse granuleuse abondante et constituée en grande partie par de la graisse, quelquefois et assez souvent de particules de la matière colorante de la bile ou de cristaux d'hématoïdine. J'ai trouvé, comme une très-grande rareté, dans des vésicules isolées, après des recherches durant des jours entiers, des embryons d'échinocoques très-petits, remplis de granulations et comme tombés en décomposition, avec une couronne de crochets incomplets, renversés.

Mais ce qui m'a frappé à un haut degré, c'étaient des vésicules du volume d'un grain de chanvre environ, que je rencontrai par-ci par-là, entre autres dans les ramifications de la veine porte gauche et dans l'intérieur desquelles je trouvai des productions très-particulières.

Les vésicules avaient une paroi à couches concentriques très-distinctes, transparentes, ayant en moyenne 0,08 mill. d'épaisseur.

De la couche la plus interne s'élevaient en plusieurs endroits de petites excroissances qui se prolongeaient en petits pédicules à contour délicat, ayant à peine 0,004 de mill. d'épaisseur et qui se modifiaient en prolongements de diverses formes, dont les plus petits avaient seulement 0,04 mill. de longueur et étaient en forme de massue. Il était possible de leur distinguer une cavité, avec un contenu finement granuleux et une paroi délicate, sans structure. D'autres excroissances dans le voisinage étaient beaucoup plus grandes et en partie divisées en deux à quatre lobes, ou simples, mais rétrécies à un degré variable, le plus souvent de telle façon que les parties des excroissances se tenaient à peine entre elles par un fil excessivement fin. Des portions détachées des plus grandes excroissances présentaient déjà une paroi épaisse, en rapport avec la cavité, striée même concentriquement, et un contenu de granulations plus grosses. Entre ces saillies, en forme de bourgeons, on trouvait encore dans des vésicules un certain nombre de petites vésicules isolées, déjà séparées, de forme variable, en partie sphériques, en partie en forme de biscuit, ou conformées encore d'une autre manière, mais le plus souvent pourvues d'un appendice filamenteux. Je n'ai jamais vu dans ces organisations de traces de crochets, de ventouses, etc.

Après ce que j'ai trouvé ici, il ne peut y avoir de doute qu'il s'agit dans ce cas-ci d'un mode de reproduction des échinocoques inconnu jusqu'à présent, par bourgeonnement et segmentation à la fois.

OBSERVATION VI (Heschel) (1).

Le cas décrit par Virchow présente une ressemblance frappante avec une préparation que j'ai en ma possession, et que j'ai trouvée à Vienne pendant l'été de 1854, mais que je ne pus examiner plus exactement que plus tard, après m'être d'abord convaincu, au moyen d'une incision seulement, de l'existence d'un stroma d'une grande régularité, et de petites masses gélatiniformes très-nombreuses qui se trouvaient dans les alvéoles. Je remarquais également alors une caverne centrale, remplie d'une bouillie graisseuse.

(1) Prager Vierteljahrschrift, année 1856, vol. II (vol. L de la série), p. 36.

Le morceau de foie que j'ai conservé est la partie antérieure du lobe gauche, dans le bord antérieur ainsi que dans les parties environnantes duquel est située la tumeur en question.

Cette tumeur, du volume d'un œuf d'oie à peu près, est située au-dessous du péritoine épaissi et devenu fibreux ; elle s'élève au-dessus de la surface du foie par une circonférence qui présente de grandes bosselures et s'enfonce en même temps dans le parenchyme, avec les parties fibreuses, le tissu conjonctif et les vaisseaux duquel elle est intimement unie. La coupe montre une caverne centrale, du volume d'une noix, vidée à présent en grande partie, mais sur la paroi sinueuse de laquelle il y a encore des masses jaunâtres graisseuses qui se montrent composées, après un examen plus approfondi, de molécules de graisse, de tablettes de cholestérine, de grains calcaires, de flocons et de petites sphères gélatiniformes. Les parois, comme nous l'avons dit, sont sinueuses, en partie complétement lisses, en partie villeuses ou réticulées, avec des dépressions, et se composent d'un tissu conjonctif très-serré, blanc, fibreux, dans lequel sont contenues, vers la partie postérieure, des concrétions calcaires, en forme de petites plaques ramifiées, ayant quelques lignes de diamètre. Outre cette production, les parois sont imprégnées de sels calcaires qui, dans les endroits villeux, se décomposent en détritus. Dans tous les endroits profonds, la paroi n'est pas complétement fermée, mais perforée en forme de crible, et chaque trou mène à une petite excavation qui se trouve dans son épaisseur. ou dans une plus grande qui se trouve vers la surface extérieure, Ces excavations ou alvéoles, à peine visibles pour la plupart, mais dont quelques-unes ont depuis le volume d'un grain de chanvre jusqu'à celui d'un haricot, communiquent aussi entre elles, au moyen de conduits semblables, perforés dans leurs cloisons, dures également, mais pourtant plus minces.

Les autres parties de la coupe présentent partout des alvéoles, d'un aspect semblable, qui se réunissent en groupes séparés par des cloisons plus fortes, mais dans les parties superficielles seulement ; chacun presque de ces groupes correspond à une bosselure visible à l'extérieur. Quelques-uns, qui ne sont pas en communication avec la caverne centrale, ont aussi une excavation plus grande, avec laquelle communiquent tous leurs alvéoles. Ces grandes excavations sont pour la plupart longitudinales, cylindriques, mais sinueuses ou plutôt tortueuses, de 2 à 5 lignes de longueur, de 1 ligne à 1 ligne 1/2 de diamètre, à parois légèrement sinueuses, et perforées par les ouvertures connues pour communiquer avec les cavités voisines. On trouve pourtant près de celles-ci des ouvertures simples, arrondies ou allongées, qui ne communiquent pas avec les voisines.

Dans les espaces entre les groupes d'alvéoles s'enfoncent les vaisseaux destinés à cette partie du foie, mais ils sont très-étroits et déjà oblitérés à une petite distance de leurs troncs. Par places, les groupes se placent directement sur un cordon blanc, formé par les vaisseaux oblitérés, comme sur une tige; dans d'autres endroits et dans la profondeur, plusieurs alvéoles simples allongés s'enroulent dans le tissu cellulaire qui accompagne les plus grands vaisseaux. Toutes ces excavations (à l'exception des excavations centrales déjà décrites) contiennent en général une gélatine presque transparente, jaunâtre, ou tout à fait incolore et alors très-ténue, visible par les ouvertures des parois de la grande caverne, et qui existe dans l'intérieur de chaque groupe d'alvéoles.

Avec de grands soins, je réussis à éloigner par places les cloisons indurées des excavations particulières communiquant entre elles et remplies de gélatine, suffisamment pour me permettre de retirer le contenu en entier. J'eus alors l'aspect d'une production ramifiée, dont la forme ne peut être mieux comparée qu'à une mûre profondément crénelée, avec des saillies d'une demi-ligne et au delà. Dans les dépressions d'une vésicule s'insinuent quelquefois les saillies d'une vésicule voisine. Dans d'autres alvéoles, la gélatine est disposée sous forme sphérique, cylindrique, etc., suivant l'aspect de ces derniers. Quelques excavations renferment plusieurs petites sphères gélatineuses distinctes, serrées les unes contre les autres; et, aux bosselures faisant saillie à l'extérieur, correspondent aussi des vésicules gélatineuses plus grandes.

Tous les grains gélatineux, les simples aussi bien que les ramifiés, sont creux; ce sont donc des vésicules à paroi très-variable quant à son épaisseur; dans quelques-uns elle est si délicate, qu'à première vue elle paraît manquer lorsque l'on ouvre les alvéoles; dans d'autres, elle a jusqu'à un tiers de ligne d'épaisseur et même au delà. Les vésicules mûriformes sont excessivement délicates, et leurs prolongements en massue, ou plutôt à proprement parler coniques, sont très-évidemment creux, car ils peuvent être fendus avec des ciseaux fins, et leurs cavités communiquent avec la cavité centrale de la vésicule. La gélatine elle-même est anhiste; dans les vésicules les plus épaisses elle se laisse séparer en couches sans difficulté. Dans les couches intérieures de quelques-unes se trouvent des corpuscules calcaires de tænia bien connus, brillants, arrondis et ovales, en plus ou moins grand nombre, et elles présentent ainsi, d'autant plus que les petites granulations ne manquent pas, la plus grande analogie avec l'enveloppe d'une vésicule d'échinocoque.

La matière gélatiniforme ne touche quelques parois alvéolaires que par places, car les vésicules sont ratatinées et surtout plissées en travers; il ne paraît pas que cet aspect soit produit par l'alcool, car on trouve beaucoup d'alvéoles dans lesquels les vésicules touchent les parois très-exactement; cela paraît indiquer un ratatinement antérieur, car ces vésicules sont aussi à parois épaisses. Dans ces vésisules ratatinées, qui du reste se gonflent un peu de nouveau dans l'eau, la cavité est irrégulière, comme cloisonnée et le contenu n'est pas très-distinct. Quelques vésicules, surtout les plus délicates, apparaissent à l'œil nu avec *des ponctuations blanches excessivement fines*. J'ai pensé naturellement tout de suite à une couvée d'échinocoques, sachant par le cas de Virchow ce que je devais rechercher. *Mais un examen plus approfondi n'a pas confirmé ma supposition*. Je trouvai dans l'intérieur d'un anneau, à la place des points blancs, un amas de cristaux en aiguille, rayonnés, d'une couleur jaune-brun, qui se sont dissous sans dégagement de gaz aussitôt qu'on a ajouté de l'acide chlorhydrique, et ont laissé comme résidu une substance claire, un peu fendillée, adhérente à cet anneau, leur enveloppe. Je ne sais comment expliquer ces productions; elles étaient placées du reste sur la face interne des parois de la vésicule. Il n'y avait rien d'une couvée d'échinocoques proprement dits, c'est-à-dire ni ventouses ni couronne de crochets; mais il se trouvait, quoique aussi en petite quantité, les productions suivantes, soit isolées, soit réunies en petit nombre. Sur un pédicule fin, court et en forme de cordon, s'élevaient de la face interne de quelques vésicules des productions ovalaires; dans celles-ci se montraient des stries légères et concentriques et au milieu quelques granulations jaunâtres sans traces de cellules ou de corpuscules calcaires. La longueur de ce renflement variait de 1/100e à 1/40e de ligne. Après des recherches de plusieurs heures, je ne trouvai ni embryons d'échinocoques ni crochets; et comme, somme toute, il est indifférent d'en trouver ou non, je cessais la recherche et je tournais mon attention vers les autres objets. Là où le *contenu* des vésicules était distinct, on le trouvait ou tout à fait clair, ou à peine troublé par quelques granulations, nulle part de crochets; par places, un peu de graisse dans les granulations.

Le foie était normal, tant dans le voisinage de la tumeur que partout ailleurs, et une délimitation *précise* ne se trouvait que là seulement où les gros vaisseaux se séparaient avec leur masse celluleuse;

là où la tumeur touchait le parenchyme du foie, elle passait dans ce dernier comme cela se voit dans la carcinome du foie.

J'ai fait remarquer déjà que quelques alvéoles allongés s'étendaient dans le sens de la longueur *des gros vaisseaux;* ils étaient toujours séparés de ceux-ci par une couche cellulaire, et étaient placés, à proprement parler, non dans elle, mais *sur* elle, c'est-à-dire qu'ils lui étaient seulement accolés. Dans un endroit seulement, une vésicule arrondie *faisait tellement saillie dans un rameau de l'artère hépatique, de trois quarts de ligne de largeur, que le vaisseau était sensiblement déprimé vers l'intérieur, qu'il avait perdu à cet endroit son pli transversal, et que la paroi était devenue tout à fait transparente.*

Je ne peux rien dire de la manière dont se comportent *les vaisseaux lymphatiques,* si ce n'est que je n'ai pas pu les trouver, ni dans la tumeur elle-même, ni près de cette dernière.

OBSERVATION VII (Schiess) (1).

Marguerite T..., de Grabs, âgée de 59 ans, paysanne, de taille moyenne, vivant dans des circonstances assez aisées, s'est mariée tard et n'avait pas eu d'enfants. Les règles ont cessé à l'âge de 51 ans; elle n'avait jamais eu de maladie sérieuse à l'exception d'un typhus violent en 1817. Elle dit qu'elle ne boit pas d'eau-de-vie, cependant elle dit avoir bu autrefois du vin en assez grande quantité. Vers le jour de l'an de 1856, elle dit avoir été indisposée sans aucune cause; elle avait de la soif, de l'anorexie, une coloration jaune de la peau. Elle s'adressa à un médecin qui la traita pour un ictère catarrhal simple, lui ordonna des laxatifs, et plus tard de la chélidoine, de la rhubarbe, etc., mais sans succès; l'ictère s'aggrava au contraire, les selles devinrent tout à fait blanches, l'urine très-foncée, de sorte que la malade s'adressa à un autre médecin. Celui-ci posa comme diagnostic un gonflement considérable du foie, avec dégénérescence carcinomateuse des ganglions du mésentère. Il traita la malade assez énergiquement avec « cremor tart. chélidoine, huile de térébenthine, » etc., pas tout à fait sans succès à ce qu'il paraît. Vers l'hiver de 1856-57 il y eut quelques selles bilieuses, la malade reprit un peu d'appétit, mais l'ictère ne disparaissait pas; en même temps apparurent sur tout le corps des démangeaisons intenses, qu'aucun traitement ne put faire disparaître, mais qui disparurent plus tard spontanément.

(1) Virchow's Archiv, 1858, vol. XIV, p. 371.

Vers le printemps de 1857, l'épanchement normal de la bile dans l'intestin s'arrêta, il survint une épistaxis, puis des phénomènes hydropiques; cependant l'appétit resta bon et la nutrition générale de la malade parut plutôt s'améliorer.

Le 7 août 1857, la malade s'adressait à moi.

Etat actuel. La malade marche encore sans grande difficulté; elle n'est pas très-amaigrie, la peau est flasque, les muqueuses anémiques, la conjonctive jaune-verdâtre, la peau de la face vert d'olive, les autres parties de la peau jaune-verdâtre; les deux pupilles très-dilatées. La malade est assez presbyte, il y a de l'héméralopie, de sorte que la nuit, elle ne peut pas voir les étoiles. Les organes de la poitrine sont normaux, cependant il y a un peu de dyspnée quand elle fait des efforts. Le bas-ventre est très-gonflé, ce qui détermine une sensation désagréable de tension; on peut obtenir de la fluctuation. Dans la position horizontale on peut constater les rapports suivants du foie : en haut, il arrive en ligne horizontale jusqu'à un travers de doigt au-dessous du mamelon, en bas, il arrive sur la ligne médiane du ventre jusqu'à la région de l'ombilic; on sent distinctement un bord tranchant, convexe en bas, qu'on peut saisir avec la main; à la distance de la largeur de la main, à droite de l'ombilic, il présente une échancrure assez profonde vers le haut et il descend ensuite d'une manière assez abrupte vers la crête iliaque droite où il disparaît à la sensation. La matité confirme les données de la palpation, même dans le décubitus gauche dans lequel les intestins pleins de gaz montent vers la droite; la pression sur la tumeur n'est pas du tout douloureuse; la rate est très-augmentée de volume. Les selles sont un peu retardées, les matières fécales ont de nouveau un peu de couleur, tandis qu'auparavant elles étaient complétement décolorées. L'urine a la couleur de la bière brune avec une écume jaune-verdâtre; il est très-facile d'y démontrer la présence de la matière colorante de la bile. Il n'y a pas d'albumine. Il n'y avait pas d'hémorrhoïdes. La malade a assez bon appétit, elle se trouve plus à son aise à l'air libre; elle dort assez bien, son esprit est un peu abattu.

Le traitement ne pouvait être que celui des symptômes. J'ai cherché à régler autant que possible les progrès de l'ascite, par des laxatifs légers, sans affaiblir les forces.

13 août. Léger œdème des pieds, pas de douleurs.

Le 18. Urine plus verdâtre, la malade se plaint de tension dans les hypochondres; selles persistent.

24 août. La couleur de l'urine est beaucoup moins intense;

il y a cependant une teinte jaune rougeâtre; la matière colorante de la bile a diminué.

Le 31. Réapparition des démangeaisons de la peau, épanchement du péritoine augmenté; les deux côtes inférieures sont refoulées en dehors.

12 septembre. Les pieds sont tellement gonflés que la malade ne peut pas sortir. La sensation de pression dans les hypochondres va toujours en augmentant. L'urine est de nouveau vert foncé; elle renferme beaucoup de matière colorante de la bile; la malade se promène encore dans la chambre et mange volontiers des aliments légers; j'ajoute aux remèdes internes le chloroforme à l'extérieur contre les démangeaisons.

Le 21. Les démangeaisons ont presque disparu; en revanche la pression et la tension dans les hypochondres va toujours en augmentant; fluctuation très-évidente; l'œdème des pieds augmente; la malade est obligée de rester au lit une partie de la journée; selles normales; l'amaigrissement fait des progrès.

Jusqu'au milieu d'octobre, les souffrances augmentent continuellement; les téguments du ventre de tous les côtés sont tendus et brillants; les côtes inférieures sont complétement renversées en dehors; la sensation de tension devient très-pénible. Il y a aussi de l'œdème des téguments du tronc. Selles plutôt retardées; il y a encore de l'appétit. L'enveloppement des pieds ne produit qu'un soulagement momentané. Le traitement interne se borne aux toniques et aux diurétiques.

L'état général, surtout l'aggravation de la dyspnée, me décide à faire, le 11 octobre, la paracentèse qui amène une très-grande quantité de liquide clair, jaune, mélangé de matière colorante de la bile.

Le contour du foie, redevenu distinct, montrait les mêmes signes qu'auparavant. L'état général surtout s'améliora un peu.

Le 22. La température de la peau un peu élevée, les joues colorées, l'accumulation de liquide augmente considérablement malgré les bandes compressives; l'urine de nouveau très-foncée; il y a toujours un peu d'appétit, l'anasarque augmente.

5 novembre. Le gonflement est revenu à son volume antérieur; la malade est très-paisible; elle respire péniblement, elle ne peut que parler lentement et avec interruption. Les fonctions intellectuelles ne sont pas troublées, l'héméralopie qui avait à une époque tellement disparu que la malade pouvait voir les étoiles, est revenue à son degré primitif. Le pouls est plus fréquent; céphalalgie; peu d'appétit; un peu de soif; garde-robes paresseuses; urine foncée.

Le 10. Après que la tension, la fièvre, la diarrhée se furent aggravées dans les derniers jours et que le pouls fut devenu tout à fait filiforme, les fonctions intellectuelles se troublèrent également. La parole est presque impossible; douleurs dans le côté gauche. Mort à huit heures du soir après une agonie assez prolongée.

Le 11. *Autopsie.* Le corps est très-extraordinairement amaigri. Les téguments, flasques, présentent un ictère intense. Le bas-ventre est énormément gonflé; les côtes inférieures complétement renversées en dehors; le tissu cellulaire sous-cutané imprégné de sérosité ictérique, les muscles du ventre et de la poitrine complétement atrophiés, le sternum très-friable, les cartilages des côtes supérieures ossifiés. Le poumon est très-contracté, flasque, très-pigmenté; à gauche beaucoup d'adhérences avec la plèvre costale qui deviennent si fortes vers le diaphragme, qu'on ne peut pas extraire le poumon intact; les adhérences sont récentes, présentant un riche développement de vaisseaux; le parenchyme pulmonaire correspondant est dans l'état de l'hépatisation rouge; dans un endroit se trouve une petite concrétion calcaire, située dans une gaîne de tissu conjonctif de laquelle elle peut facilement s'énucléer; pas d'exsudat libre dans la cavité pleurale, mais dans le péricarde on trouve une assez grande quantité de liquide jaune clair. Le cœur est très-flasque, à parois minces, rempli de sang de couleur sale et non coagulé.

A l'ouverture de la cavité abdominale, on voit jaillir d'abord une masse de liquide jaune transparent que j'ai déjà évacué auparavant par la paracentèse; ensuite se présente le côlon transverse très-distendu, qui présente en arrière de nombreuses adhérences avec la surface antérieure du foie; après l'avoir détaché, on voit le lobe gauche du foie qui s'étend jusque vers l'ombilic. Le diamètre du foie, de droite à gauche, est de 20 centimètres; d'avant en arrière, de 21 centimètres; épaisseur, 4 centimètres. Le lobe droit présente encore un peu la couleur normale, tandis que dans la partie moyenne de l'organe se trouve une masse blanchâtre à nodosités inégales; cette masse proémine au-dessus des parties ambiantes. Le sommet de cette masse présente vers le diaphragme quelques bosselures fluctuantes, ayant environ le volume d'un œuf de poule, de sorte que la coupe verticale du foie dans cet endroit présente à peu près une pyramide à base large et à sommet couronné de bosselures fluctuantes.

L'enveloppe péritonéale de cette masse blanchâtre et bosselée est partout épaissie et inégale, par suite de nombreux corpuscules transparents, jaunâtres, du volume d'une graine de lin. Vers la droite, ces corpuscules deviennent plus petits et plus rares. Le lobe gauche du foie est gris verdâtre foncé, un peu atrophié et déprimé, alternant avec des tumeurs de tissu conjonctif et de petites parties du foie séparées par une substance cicatricielle du parenchyme de la substance mère. On trouve à la coupe une résistance considérable, une grande dureté, par suite de l'hypertrophie du tissu conjonctif; en un mot, on voit l'apparence d'une cirrhose avancée.

Quand on a pénétré avec le couteau dans la profondeur, un liquide trouble, fluide, s'écoule de diverses excavations assez larges et communiquant entre elles. Ces excavations, qui deviennent d'autant plus espacées, qu'on se rapproche de la masse morbide sus-mentionnée, sont revêtues d'une membrane distincte, et correspondent évidemment aux conduits biliaires énormément dilatés; de cette façon, le foie présente une structure complétement caverneuse.

Ainsi, au milieu du foie, correspondant à la veine porte, se trouve la masse morbide blanche sus-mentionnée qui envoie un nombre considérable de petites tumeurs inégales vers la partie cirrhotique du foie dans le lobe droit. La masse principale se termine dans les bosselures sus-mentionnées.

L'enveloppe séreuse épaissie est partout couverte de vaisseaux assez développés, mais elle est plus forte précisément au-dessus des places fluctuantes.

Ces petites bosselures disséminées présentent presque l'aspect de petits sommets de choux-fleurs; elles crient sous le scapel, elles ont en partie un contenu liquide épais, ressemblant à de la gelée, en partie un contenu granuleux qu'on peut en exprimer en masses cylindriques entortillées. Une coupe à travers la plus grande épaisseur du foie nous montrera mieux la nature de la tumeur principale. Nous voyons là une masse morbide dépassant le volume d'une tête d'enfant, limitée en partie par ce tissu caverneux traversé par des conduits biliaires dilatés, en partie seulement par le péritoine, surtout en haut. Vers le côté interne de ce tissu caverneux, nous trouvons une substance fondamentale solide, de tissu conjonctif, dans laquelle pénètrent encore quelques îlots de tissu du foie et où on trouve aussi des cavités très-nombreuses, plus ou moins grandes, remplies d'une substance transparente ressemblant à de la gelée. Si on en énuclée le contenu, il reste une cavité arrondie, sinueuse, pourvue d'une membrane propre. Plus à l'intérieur, les îlots du tissu hépatique se perdent complétement. Il ne reste que la substance fondamentale dure, criante, qui renferme les cavités en question. Ces masses, ressemblant à de la gelée, deviennent un peu plus rares vers l'intérieur. Cependant on en voit encore quelques-unes distinctement dans les endroits où la substance fondamentale a déjà pris une nature opaque et caséeuse. Encore plus à l'intérieur, la substance fondamentale se trouble; elle devient jaunâtre, friable, et se résout de plus en plus en un détritus mou, dans lequel se trouvent évidemment quelques endroits crayeux. Au centre, cette délitescence a atteint un degré tel, qu'on trouve ici une espèce de pulpe fluide, contenant en suspension des éléments de tissu plus ou moins volumineux; des lambeaux attenant à la paroi y font saillie. C'est ainsi qu'il se forme une cavité qui n'est limitée en haut que par le péritoine épaissi, lequel s'est gonflé en forme des bosselures fluctuantes sus-mentionnées; ces bosselures se laissent retourner après l'évacuation de la substance ramollie. Le tout a assez de ressemblance avec la coupe d'une courge pourrie. Dans quelques endroits de la périphérie, la substance fondamentale blanche du tissu conjontif est limitée par une substance d'un vert intense et en apparence anhiste, qui correspond probablement à quelques places ramollies de tissu conjonctif imprégnées par le fluide biliaire abondant. Le lobe carré est complétement séparé du reste du foie et forme ainsi un «'hepar succentarius » suspendu.

La vésicule biliaire a perdu sa couleur normale; elle présente une vésicule blanchâtre, modérément remplie, qui est pressée entre le lobe droit du foie et la masse morbide. Ses parois sont très-épaissies, traversées extérieurement par quelques gros vaisseaux; son conduit excréteur est très-dilaté, pressé dans la masse morbide dure. La muqueuse n'est pas très-altérée, contenant la quantité normale de bile vert jaunâtre et deux grands et beaux calculs biliaires, presque cubiques, bruns, recouverts d'un dépòt vert jaunâtre friable. Les rapports du conduit cholédoque n'ont pas été examinés, les circonstances n'étant pas favorables et l'assistance manquant. La veine porte est très-dilatée et remplie de sang noir, fluide.

La rate, très-volumineuse, a 15 centimètres de longueur, 5 centimètres d'épaisseur; elle est un peu flasque, de couleur blanchâtre. La séreuse péritonéale est troublée dans quelques endroits, présentant des marbrures jaunâtres; vers une de ses extrémités, se trouve une rétraction cicatricielle, longue de 42 millimètres et profonde de 10 millimètres; le tissu est pauvre en sang; peu de pulpe; le stroma très-développé, les corpuscules de Malpighi non visibles.

Les reins sont flasques, anémiques; les intestins très-distendus.

A la face postérieure de l'utérus vierge, vers la droite, se trouve un fibroïde sous-péritonéal gros comme une noix, et quelques-uns plus petits, du volume d'un pois, sur le bord de l'utérus. De la lèvre antérieure de l'utérus proémine dans le vagin une tumeur grosse comme une noisette, en forme de coin, un peu lobulée, couverte d'épithélium et présentant à la surface quelques petits kystes clairs comme de l'eau. Les œufs de Naboth sont agrandis, dégénérés; la muqueuse de l'utérus d'une teinte un peu sale; les ovaires normaux.

Examen microscopique. Une coupe à travers un endroit quelconque de la masse morbide a amené aussitôt un grand nombre de petites vésicules d'échinocoques, en partie solitaires, en partie en groupes, avec leurs membranes stratifiées caractéristiques.

Les vésicules simples les plus plus petites présentaient pour la plupart, à l'intérieur de la membrane stratifiée, un contenu opaque et granulé, avec quelques corpuscules calcaires. Ce n'est qu'après de longues recherches que j'ai réussi à trouver des restes d'animaux dans le contenu d'une vésicule un peu plus grande à côté de très-nombreux corpuscules calcaires stratifiés de la manière caractéristique. Ces restes se présentent sous la forme de corps ovales revêtus d'une membrane anhiste, lesquels corps étaient en partie tellement imprégnés d'un pigment granuleux brun rougeâtre, qu'on n'a pu reconnaître leur nature animale que par la comparaison avec d'autres animaux, sur lesquels la pigmentation se bornait à un seul côté ; car chez ces derniers on pouvait reconnaître distinctement des couronnes de crochets à l'intérieur de la vésicule. Mais le développement des couronnes de crochets n'est pas ordinaire dans cette forme particulière de vésicules d'échinocoques, puisque dans des centaines de vésicules examinées je n'ai pu trouver qu'une seule fois ce degré supérieur de développement des animaux.

Il paraît, en revanche, que les vésicules d'échinocoques qui donnent lieu à un développement ultérieur de vésicules stériles sont plus nombreuses que celles qui restent à l'état de vésicules simples. Ordinairement la paroi de la vésicule mère était plus épaisse que celle des vésicules filles, qui étaient flasques, incluses et plissées de diverses manières l'une dans l'autre. Et cependant on pouvait encore très-distinctement reconnaître la stratification chez elles.

Voici encore des remarques sur la manière d'être de la substance fondamentale : vers la périphérie de la tumeur, où des îlots du foie d'un vert foncé pénétraient encore dans la masse blanchâtre, on pouvait distinctement reconnaître les caractères du tissu conjonctif normal avec les cellules particulières anastomosées ; plus à l'intérieur où commençait l'opacité macroscopique, les différences des éléments du tissu sont devenues moins distinctes ; la substance fondamentale présentait le commencement d'une métamorphose régressive, adipo-calcaire. Le dépôt calcaire a eu lieu d'abord dans les corpuscules du tissu conjonctif, qui, traités par l'acide acétique, se présentaient comme un très-beau réseau à contour obscur. Il est évident que les échinocoques présentaient ici le commencement de la métamorphose calcaire, puisque l'opacité avait commencé d'abord dans leur voisinage immédiat, et s'était propagée ensuite sur l'autre tissu, de sorte qu'alors les vésicules transparentes se distinguaient très-bien de l'opacité voisine. Malheureusement le détritus lui-même n'était plus à ma disposition.

OBSERVATION VIII. (Bœttcher) (1).

La préparation est coupée en trois morceaux qui ne peuvent pas reformer le foie normal. Deux de ces morceaux sont à peu près de la même grandeur ; ils mesurent 7 à 8 pouces de longueur, 6 à 7 de largeur, 3 pouces d'épaisseur. Le troisième, qui avait 3 pouces de longueur et 2 de largeur, contient la vésicule biliaire. Un des plus grands morceaux, sur lequel se trouve une partie du duodénum, diffère en cela qu'il renferme encore environ 12 pouces cubiques du parenchyme, sur lequel la surface est plane, et la capsule paraît seulement épaissie. Toutes les autres parties de l'organe sont transformées en alvéoles plus ou moins grands, dont le contenu forme une masse gélatiniforme tremblotante. Ces excavations ont une forme sphérique dans les endroits où elles sont isolées ; mais la plupart communiquent avec les voisines par la résorption évidente du tissu qui les sépare, de façon que les parois des plus grandes excavations présentent çà et là des déchirures. D'autre part, on voit ces dernières repoussées circulairement par un alvéole voisin et formant là seulement une cloison très-mince contre lui. La surface de la partie malade présente des saillies sphériques identiques, de sorte qu'elle apparaît couverte de bosselures lisses, ayant le volume d'un pois jusqu'à celui d'une noisette. Les cloisons entre les excavations isolées sont formées par des membranes fibreuses consistantes, difficiles à déchirer. Celles-ci gagnent en épaisseur et ont des dimen-

(1) In Virchow's Archiv, 1858, vol. XV, p. 354 et passim.

sions d'autant plus considérables que les alvéoles ont plus d'étendue, tandis que, dans les petites excavations, du volume d'une lentille, ou qui sont quelquefois à peine visibles, on trouve un tissu fibrillaire. Dans certains endroits, on trouve de grands alvéoles seulement; dans d'autres seulement des groupes de petits; dans d'autres encore on en trouve de grands et de petits mélangés. La partie du duodénum sus-mentionnée, qui était adhérente au foie, n'est pas exempte d'altérations. On y reconnaît des anfractuosités sphériques ou ovalaires, formées par une perte de substance qui atteint parfois la muqueuse, parfois les membranes plus profondes. Les bords de ces anfractuosités sont toujours formés par la muqueuse qui est minée au-dessous, de telle sorte que le diamètre de l'excavation est plus considérable au fond qu'à la superficie, et présente un aspect comme si un corps sphérique y avait été contenu et avait été recouvert par la muqueuse. Là où deux de ces anfractuosités sont rapprochées, la muqueuse apparait entre elles comme un pont, tandis qu'au-dessous elles se réunissent en une seule excavation. Les plus grandes ont un diamètre de 4 lignes; de là on trouve toutes les gradations jusqu'à celles qui ont une demi-ligne de diamètre.

Je trouve, dans une partie des excavations, une masse parfaitement transparente, claire comme de l'eau, ayant beaucoup de ressemblance avec la substance du corps vitré; dans d'autres points elle a une nuance verdâtre; dans d'autres points encore elle est troublée par des nuages. A l'examen chimique, cette substance se comporte, dans mon cas, de la même manière avec les alcalis, l'acide acétique, l'acide nitrique, l'éther et l'alcool, que l'indique Luschka, dans son cancer gélatineux............................

Dans mes recherches, il m'est tombé de bonne heure, sous les yeux, des corpuscules consistants, disposés en couches concentriques, et pourvus, pour la plupart, de stries radiées qui se laissaient reconnaître avec certitude comme des corps calcaires des tænioïdes. Je les ai trouvés simples pour la plupart, mais aussi doubles par ci par là, comme ils sont représentés par Virchow (1). Quoique déjà leur aspect est si caractéristique qu'à peine on pourrait admettre qu'ils puissent être confondus avec d'autres productions, je me suis convaincu outre cela, par les acides, de la présence de sels calcaires, de la structure écailleuse, d'un résidu de matière organique qui forme leur base, après la disparition des sels calcaires. Ces corpuscules se trouvaient surtout dans les alvéoles qui possédaient un

(1) Virchow's Archiv, 1857, vol. XI. Planche 1, fig. 2.

contenu trouble, nuageux et grisâtre. Dans certaines préparations on les trouvait en quantité telle qu'on pouvait étudier toutes les variétés de leurs formes et de leur grandeur. Dans d'autres endroits, on les cherchait longtemps sans résultat. Après de longues recherches, j'ai réussi à trouver par-ci par-là un crochet; et quoique le nombre de ceux-ci fût très-petit, puisque souvent des recherches, durant des heures entières, se trouvaient infructueuses, je puis pourtant affirmer que j'en ai rencontré plusieurs fois.

Sous le microscope, je réussis souvent à reconnaître l'enveloppe des échinocoques polie, sans structure et pourvue de stries fines et parallèles. Dans la plupart cependant, la substance apparut ou tout à fait homogène ou parsemée de nombreuses petites granulations placées les unes à côté des autres. Souvent on remarquait des grands morceaux tout entiers ainsi modifiés; souvent quelques parties possédaient encore l'aspect hyalin, alternant avec des parties finement granulées. On ne trouvait pas la membrane caractéristique des échinocoques dans tous les alvéoles; dans la plupart de ceux-ci, le contenu était, comme on l'a déjà remarqué, en partie homogène, en partie finement granuleux, et renfermait des corpuscules calcaires concentriques en plus ou moins grande quantité... Je trouvai sur les membranes des cellules fusiformes avec un contenu finement granuleux et un noyau bien délimité. Elles étaient disposées en série, de telle sorte qu'elles dirigeaient leurs extrémités pointues les unes vers les autres. Elles formaient ainsi des lignes parallèles entre lesquelles se trouvait une substance intercellulaire d'un aspect hyalin. Tantôt elles étaient bien conservées, tantôt elles renfermaient un plus ou moins grand nombre de fines granulations graisseuses, ou encore elles avaient subi la métamorphose graisseuse complète. Elles présentaient tous les degrés de rétrécissement jusqu'à la simple strie. On voyait des séries de cellules distinctes, réunies suivant leur plus grand axe, alterner avec des stries, parmi lesquelles faisaient saillie des cellules isolées; certains endroits ne présentaient qu'une strie simple...

Il est encore à remarquer que les cristaux reproduits par Luschka (planche VI, fig. 5 a) (1) se trouvaient également en grand nombre dans ma préparation.

(1) Virchow's Archiv, 1852, vol. IV.

OBSERVATION IX (Griesinger) (1).

Le malade, qui s'appelait C. Zundel, homme grand et robuste, fut reçu à la clinique de Tubingue, au mois de novembre 1859, à l'âge de 45 ans. Il était très-intelligent, et l'on put obtenir de lui les commémoratifs suivants : Sa mère et une de ses sœurs sont mortes hydropiques. Il a toujours été très-robuste et buvait beaucoup de bière, en sa qualité de brasseur. Depuis l'âge de 17 ans, il a passé plusieurs années dans la Suisse française et allemande. A partir de 21 ans, il fit du service comme militaire ; depuis ce temps, il eut pendant six à huit ans de fréquentes attaques de coliques violentes, survenant sans cause appréciable. Ces attaques étaient si violentes que parfois il était obligé de rester courbé en deux pendant des journées entières. En mettant son ceinturon, il eut quelquefois des évanouissements subits, avec des sueurs fugaces. Il souffrait alternativement de constipation et de diarrhée. De temps en temps les selles contenaient de petits morceaux longs, plats, et d'un blanc jaunâtre (toutes circonstances qui rendent probable l'existence d'un tænia à ce moment-là). Après avoir accompli son temps de service militaire, il se trouva parfaitement bien portant pendant quelques années. En 1849, à l'âge de 35 ans, le malade commença à ressentir çà et là quelques élancements à droite et au-dessus du nombril ; en 1850, il remarqua à cet endroit une tumeur dure, de l'épaisseur d'un doigt. Vers la fin de 1852 il existait déjà un développement remarquable de la tumeur qui débordait les fausses côtes à droite, et était douloureuse à la pression. Au commencement de 1853, il garda le lit assez longtemps à cause de douleurs dans son côté ; il pouvait à peine se coucher sur ce côté et devint légèrement ictérique. Cet ictère paraît avoir duré environ six ans, et pendant ce temps les selles étaient de temps à autre décolorées. En avril 1853, le malade s'adressa à la clinique de Tubingue, qui était alors entre les mains de mon prédécesseur. On constata alors, ainsi que je vois d'après une note qui m'a été remise, *une tumeur bosselée, débordant les fausses côtes de 4 pouces, située dans l'hypochondre droit et dans la région épigastrique*. Dans ce dernier point, elle était douloureuse à la pression et se limitait en bas par un bord mince très-net. Cependant il sortit au bout de quelques jours de la clinique de Tubingue, et put travailler pendant cinq ans. Ce n'est qu'en novembre 1859, que

(1) Archiv der Heilkunde, année 1860, vol. 1er, p. 547.

le malade, âgé de 45 ans, vint à ma clinique. Son état avait empiré depuis le printemps; ses forces avaient dimiuué, le sentiment de tension et de pesanteur du ventre était plus fort, la respiration plus gênée ; chaque effort déterminait des élancements dans le côté droit. Le coucher sur ce côté était devenu presque impossible; dans la station assise ou debout le malade n'était pas incommodé. L'examen objectif pratiqué lors de l'entrée du malade donna les résultats suivants :

Ce qui frappe d'abord chez cet homme, grand, de constitution robuste, maigre, sans fièvre, c'est la distension énorme de l'abdomen, comparable à une grossesse avancée. L'abdomen a, lorsque le malade est couché, la forme d'un ovale transversal quelque peu aplati par en haut, paraissant un peu plus arrondi et un peu plus large à droite, un peu plus pointu et plus proéminant à gauche. La partie inférieure du thorax est relativement très-considérablement élargie (des deux côtés à la hauteur du mamelon, la circonférence a 51 centimètres). Les hypochondres sont très-développés et bombés ; l'appendice xyphoïde est déjeté en avant. L'abdomen mesure, d'une épine iliaque à l'autre, 79 centimètres; de l'appendice xyphoïde au nombril, 28 centimètres. Les parois sont modérément tendues, traversées sur les côtés par des réseaux de veines dilatées. Le nombril ressort comme une hernie, les muscles droits présentent un écartement de près de 2 pouces quand le malade est assis. La grande voussure de tout le ventre, surtout celle des portions supérieures, est causée par une tumeur, directement accessible à la main, appliquée immédiatement contre la paroi abdominale, à surface tantôt lisse, tantôt inégale et bosselée, qui pénètre sous les fausses côtes des deux côtés, et en bas s'arrête à environ 1 pouce et demi au-dessous du nombril, pour être limitée en cet endroit par une arête mousse transversale, de laquelle les parois abdominales tombent assez fortement du côté de la symphyse. A gauche du nombril, la tumeur s'étend plus bas et finit en s'amincissant peu à peu, environ 2 pouces au-dessous du nombril.

Au-dessous et à droite du nombril, on voit déjà à une simple inspection sur la tumeur quelques éminences aplaties, qui se déplacent sur les parois abdominales, de même que l'arête inférieure de la tumeur, à mesure que le malade respire. Ces éminences, ayant depuis la grosseur d'une noix jusqu'à celle d'un œuf, en partie sphéroïdales, sont par endroits d'une mollesse élastique, avec une fluctuation manifeste; mais par places aussi, surtout vers le bord inférieur, à droite du nombril et sur ce bord même, elles paraissent cartilagineuses. La partie de la tumeur qui touche à la paroi abdominale donne un son complétement mat; à gauche et en bas, où la tumeur est plus amincie, il n'y a que de la submatité; mais ce n'est qu'à gauche du nombril que la limite inférieure de la matité donne aussi la vraie limite inférieure de la tumeur; à droite du nombril le son mat s'étend jusqu'à l'arète que nous avons décrite; au-dessous sont les intestins sous lesquels la tumeur s'étend beaucoup plus bas dans la profondeur. Sa vraie terminaison à droite peut être déterminée par la palpation, 2 ou 3 pouces au-dessous de cette arête bosselée, un travers de main au-dessus de la symphyse, assez profondément, et à cause de cela peu distincte, mais très-épaisse, mousse et résistante. Quant à ce qui concerne la limite supérieure, le son pulmonaire s'étend en arrière et en bas, à la même distance des deux côtés; sous l'aisselle droite, la limite supérieure de la matité traverse la cinquième côte et descend peu à peu en avant du côté de l'épigastre. En avant, le diaphragme est remonté d'un espace intercostal, plus une côte; à droite, il est situé en avant, contre la cinquième côte, immédiatement au-dessous du mamelon droit; à gauche, il est situé quelque peu plus profondément en avant. Le choc du cœur se fait immédiatement au-dessous du mamelon gauche dans le quatrième espace intercostal; mais, pendant l'inspiration, il apparaît dans le cinquième espace; il est faible, la matité du cœur ne peut être trouvée nulle part. Les bruits du cœur sont purs. La rate se montre hypertrophiée et peut être séparée de la tumeur (lobe gauche du foie) lorsque le malade se couche sur le côté droit. L'urine est pâle-claire, sans matière colorante de la bile; les fonctions intestinales s'accomplissent sans trouble notable.

L'examen de la tumeur fit poser le diagnostic : Tumeur échinocoque du foie, avec réserve toutefois que ce pouvait être une tumeur péritonéale, ou même une tumeur simultanée du foie et du péritoine.

Aussi longtemps que le malade resta dans la clinique de Tubingue, le volume de l'abdomen et l'aspect de la tumeur telle que je l'ai décrite ne varièrent pas. Le 3 mars 1860, on fit une ponction exploratrice avec un trocart fin qui pénétra de 2 centimètres environ à l'endroit où la fluctuation était la plus manifeste, à droite, au-dessus du nombril; il n'en sortit que quelques gouttes d'un liquide épais, semblable à la gelée, contenant beaucoup de gouttelettes graisseuses et quelques grosses cellules ressemblant à de l'épithélium pavimenteux. La ponction n'eut pas d'autres suites. Le 26 mars 1860, le malade quitta la clinique de Tubingue. Le 20 avril il entra à l'hôpital de Zurich. Les souffrances étaient restées les mêmes qu'auparavant. L'examen objectif donna en général tout à fait les mêmes résultats; le volume de l'abdomen avait considérablement augmenté depuis le premier examen, en novembre 1859; il mesurait, de l'appendice xyphoïde jusqu'à la symphyse, 61 centimètres; de l'appendice xyphoïde au nombril, 31 centimètres; la moitié droite de la tumeur présentait encore les mêmes tubérosités aplaties. Le bord inférieur se comportait à droite comme auparavant, était bosselé et maintenant tout à fait dur; il s'étendait en travers de l'abdomen jusqu'au nombril; la partie la plus inférieure de la tumeur à droite était toujours recouverte par l'intestin; à gauche du nombril, le bord de la tumeur s'étend plus en bas, est beaucoup plus ramolli qu'à droite; il est tout à fait mince, on peut le prendre avec les doigts; c'est indubitablement le bord du foie; il y a un peu d'épanchement liquide en bas dans la cavité abdominale; vers les parties les plus dures de la tumeur, à droite, on rencontre çà et là un bruit de frottement. Le diaphragme se trouve des deux côtés en avant, tout près du bord inférieur de la quatrième côte. Le choc du cœur se fait un peu plus à gauche qu'auparavant; du reste la respiration est peu gênée; le pouls est tranquille; il y a un peu de constipation, mais l'appétit et le sommeil sont bons; tout traitement actif parut dangereux, et je me bornai à un traitement palliatif.

Cependant, dans le cours des deux mois suivants, le volume de l'abdomen augmenta encore visiblement; les bosselures devinrent plus saillantes, le malade souffrait davantage et désirait qu'on entreprît quelque chose; d'après mon désir, mon honoré collègue, le professeur Billroth, examina aussi le malade, et nous convînmes de n'entreprendre d'abord qu'une légére ponction exploratrice. Elle fut faite le 29 juin avec un trocart fin à l'endroit le plus manifestement fluctuant, à peu près à deux travers de main au-dessus et à droite du nombril, près de la première ponction. On évacua à peu près 3 onces d'un liquide d'aspect purulent contenant, il est vrai, plus de granulations et de graisse que de corpuscules de pus, dans lequel nageait *une masse de fines vésicules vitreuses et gélatineuses;* sous le microscope, ces vésicules présentaient des membranes stratifiées, mais sans structure, remplies de nombreuses petites granulations graisseuses. On trouva d'assez nombreux cristaux d'hématoïdine, nulle part d'animaux ou de crochets. *C'est ainsi que l'existence d'une maladie d'échinocoque fut établie directement.* L'opération n'eut pas d'autres suites; mais déjà, huit jours après, se montra une augmentation très-grande de douleurs à un autre des endroits ramollis et proéminents, à droite et au-dessus du nombril. Le 7 juillet, le malade eut un frisson, le pouls monta à 120, la température du soir à 38°,7. Le malade, qui était déjà devenu depuis quelques semaines plus pâle, d'un teint grisâtre et plus maigre, montra encore plus de collapsus; la conjonctive présenta de nouveau une légère coloration jaunâtre; il y eut de la constipation, des envies de vomir; le malade pouvait seulement se coucher sur le dos, avec peine sur le côté gauche; la pression à la partie inférieure de l'abdomen où étaient les intestins n'était pas douloureuse; par contre, une petite partie de la tumeur, large de quelques doigts au-dessous du rebord costal droit, était sensible à la pression et au simple attouchement. Ces phénomènes pouvaient très-vraisemblablement s'interpréter par une *inflammation plus aiguë et puruïente* du sac d'échinocoques que nous avions admis, mais à ceci vint s'ajouter encore une nouvelle série d'accidents. Les urines rares, d'un rouge-jaunâtre, contenaient maintenant une grande quantité d'albumine, et le malade avait quelque peine à uriner, surtout au début; l'urine ne coulait pas, ne venait ensuite que goutte à goutte.

Les phénomènes d'inflammation s'améliorèrent passagèrement sous l'influence de sangsues, d'applications froides, d'huile de ricin et de morphine; quelques jours plus tard, les douleurs revinrent aussi fortes, beaucoup plus étendues; et la tumeur, au-dessous du rebord costal droit, présenta une fluctuation beaucoup plus marquée et beaucoup plus étendue qu'auparavant.

Le 12 juillet nous résolûmes de vider complétement le sac; on fit à l'endroit le plus douloureux et le plus sensible, en haut, à droite, une ponction avec un fort trocart; il s'écoula environ 13 chopines (plus de 5 litres), d'un liquide assez épais et purulent, constitué surtout par une masse granuleuse et des détritus graisseux, et contenant encore une quantité énorme des mêmes petites vésicules ou débris de vésicules, quelques-unes grosses comme un grain de chènevis, la plupart plus petites. Par la canule du trocart on put pénétrer dans toutes les directions avec une sonde jusqu'à 25 ou 29 centimètres de profondeur; c'était ainsi une immense cavité. L'opération fut naturellement suivie d'un grand soulagement immédiat. On trouvait maintenant que le rebord du foie ferme et dur à gauche n'était que très-peu remonté, mais on pouvait, ce qui n'était pas possible auparavant, le sentir exactement et le délimiter par la palpation jusqu'au nombril. La moitié gauche de l'abdomen où le foie était donc relativement moins transformé, donnait une sensation de mollesse, mais non pas de fluctuation, et était séparé de la partie droite de la tumeur par un sillon s'étendant depuis le nombril, en haut, dans la direction du mamelon gauche. La moitié droite de l'abdomen était remplie par la tumeur irrégulièrement bosselée; on pouvait y reconnaître, à un travers de main en dedans de l'épine iliaque antéro-supérieure droite, les parois affaissées du sac qui étaient situées juste à côté des masses cartilagineuses du bord inférieur. Autour du nombril les limites de la matité n'étaient que peu changées; par contre, dans tout le côté droit de l'abdomen, le son intestinal remontait beaucoup plus haut. Par en haut, le son mat remontait encore jusqu'au mamelon. Dans la nuit qui suivit l'opération, il y eut huit selles spontanées et diarrhéiques qui, malheureusement, ne furent pas conservées, mais devaient faire soupçonner qu'il s'était fait une *perforation du sac dans l'intestin.* Les jours suivants, la diarrhée continua à un degré très-modéré; la coloration jaune des selles permit de supposer un mélange de pus; cependant on ne put pas complétement établir la réalité de ce fait. Après cinq jours, les selles redevinrent fermes, l'albuminurie avait diminué dans le dernier jour, mais malgré cela le malade avait la fièvre et s'affaissait de plus en plus. Après quelques jours on put déjà reconnaître que le sac s'était rempli de nouveau, l'incision devint douloureuse, le malade était oppressé; il survint de fortes sueurs; cependant la température restait assez basse, de 35°6 à 37°4.

Le 22. L'étendue de la tumeur et de tout l'abdomen était plus grande que jamais, les veines sous-cutanées étaient de nouveau très-remplies, la limite supérieure de la matité s'étendait à droite jusqu'au-dessus du mamelon, à gauche presque jusqu'au mamelon même. La pointe du cœur battait à 3 pouces à gauche du mamelon gauche. Lorsque le malade s'inclinait sur le côté gauche, la pointe du cœur se déplaçait encore un peu et se trouvait un peu à gauche d'une ligne verticale partant du bord antérieur de l'aisselle.

Vers le 27, vinrent s'ajouter aux douleurs, qui duraient toujours, une dépression plus grande des forces, un aspect du malade de jour en jour plus abattu, un amaigrissement de plus en plus rapide, et de temps à autre un léger délire.

Le 30, se montra encore *un dernier changement très-intéressant au sac.* La partie supérieure droite du sac à 8 pouces à peu près au-dessous du mamelon et sur une étendue d'une largeur de main, jusqu'alors complétement mat, donnait un son tympanique clair; lorsque le malade changeait de place, les limites de cet espace gazeux changeaient. On devait admettre que le contenu du sac s'était rapidement décomposé avec *développement de gaz*. On trouvait aussi un *épanchement copieux libre* dans la cavité abdominale.

Les jours suivants survinrent des phénomènes de pneumonie gauche avec des crachats peu consistants, déliés, mêlés de sang, et dans la nuit du 1er au 2 août la mort arriva.

Autopsie, quinze heures après la mort. Le corps est très-grand, très-solidement bâti, maigre, sans œdème; la peau est d'un gris pâle.

Thorax. La cavité thoracique est extrêmement rétrécie par le diaphragme qui s'élève jusqu'à la quatrième côte. La base du thorax mesure transversalement et au dedans 34 centimètres. La pointe du cœur est située sur la ligne axillaire, immédiatement en arrière de la sixième côte. Dans les deux plèvres il y a peu de liquide, la gauche contenant quelques rares fils de fibrine assez molle. Le poumon gauche (qui présente l'anomalie assez rare d'un lobe moyen) est assez volumineux et présente en haut de l'œdème sanguinolent; la moitié du lobe inférieur est flasque; hépatisation rouge sombre.

Le poumon droit est petit, anémique, sec en bas, un peu œdématié; le lobe inférieur est entièrement adhérent en arrière et à sa face diaphragmatique. Dans le péricarde se trouvent quelques onces d'un liquide séreux, coloré par du sang; le feuillet viscéral du péricarde est presque partout recouvert d'une couche mince et molle de fibrine paraissant plus rude en plusieurs endroits, comme la surface de la langue. Le cœur est gros, surtout le ventricule gauche; dans les cavités se trouve du sang couenneux; le muscle cardiaque et les appareils valvulaires sonts intacts.

Cavité abdominale. A l'ouverture de l'abdomen, sortent du péritoine environ 10 chopines de liquide séro-purulent, tout à fait semblable à celui qui a été vidé du kyste par une ponction, ressemblant à celui qui y est renfermé et contenant exactement, comme celui-ci, plusieurs vésicules gélatineuses. Toute la partie inférieure de l'abdomen est énormément dilatée et remplie par la tumeur du foie, qui s'étend en haut jusqu'à la quatrième côte, en bas jusqu'aux promontoires. Les intestins sont repoussés complétement à gauche, en arrière et en bas. L'estomac est dans la profondeur de l'hypochondre gauche, tout à fait en arrière contre la colonne vertébrale. Plus en arrière encore se trouve la rate; le côlon transverse se dirige transversalement le long du bord inférieur de la tumeur, de droite et d'en bas, à gauche et un peu en haut. Le lobe droit du foie tout entier est converti en un seul sac sinueux plus gros que deux têtes d'hommes intimement adhérent en haut au diaphragme et dans la plus grande partie de sa face antérieure à la paroi abdominale. Cette adhérence est surtout marquée aux endroits où ont été pratiquées les trois ponctions. A droite, à quelque distance au-dessus du nombril, les adhérences cessent; dans le côté droit elles s'étendent en arrière presque jusqu'à la colonne vertébrale, à laquelle le sac n'est plus du tout adhérent, quoiqu'il y soit en bas complétement accolé. Le lobe gauche du foie, colossalement développé et remplissant la moitié gauche de l'abdomen, ne présente pas d'adhérences. Le grand kyste du lobe droit du foie mesure à l'intérieur, dans sa plus grande longueur, de même que dans son diamètre transversal, environ 30 centimètres. Il contient une certaine quantité de gaz et environ 16 chopines d'un liquide épais, sans mauvaise odeur, vert-clair, ressemblant à du pus (au microscope, presque uniquement composé de granulations et de gouttelettes graisseuses) avec *beaucoup de petits kystes.*

Après avoir été vidé, le kyste revient incomplétement sur lui-même. Ses parois ont diverses épaisseurs et sont constituées de diverses façons; elles sont plus minces tout en haut, vers le diaphragme, où elles paraissent constituées seulement par l'enveloppe péritonéale du foie très-épaissie (à peu près de 1 millimètre). Elles sont plus épaisses, plus fermes, plus résistantes en bas et en avant où on avait déjà senti pendant la vie les bosselures d'une dureté cartilagineuse. Il existe ici des élévations irrégulières et bosselées de la paroi, laquelle a environ 1 centimètre d'épaisseur et crie sous le scalpel. A la surface interne du sac, on ne voit que par endroits cette enveloppe épaissie du foie dont nous avons parlé. Cette surface interne est encore revêtue presque partout par des couches (d'épaisseur très-variable, au maximum de 3 cent.) d'un tissu du foie très-altéré et d'aspect tout particulier. A beaucoup d'endroits, elles sont intimement attachées à la face profonde de cette enveloppe épaissie et fibreuse; mais, à d'autres places, ces couches de tissu hépatique sont en partie ou même tout à fait détachées de cette paroi interne; de sorte que, n'y tenant plus que par places, elles sont simplement appliquées au sac d'où elles pendent librement comme de grands lambeaux aplatis. Toute cette substance du foie, visible à l'intérieur du sac, présente partout une surface irrégulièrement bosselée et creusée, très-caverneuse, comme rongée; elle a une couleur gris-jaunâtre pâle; elle est de consistance ferme, dure et fragile, et facile à déchirer. La surface est partout parsemée de millions de trous fins, d'inégale grandeur, de sorte qu'elle ressemble à un bois rongé par les vers, ou bien peut être comparée à une éponge et désignée comme percée à la manière d'un filtre. Les trous sont les uns à peine visibles, ont au plus la grosseur d'un grain de chènevis, et beaucoup contiennent une vésicule ressemblant à un grain gélatineux, de grandeur correspondante. Ces vésicules sont composées d'une membrane transparente, en partie se détruisant sous forme de mucus, sans structure autre que des couches concentriques contenant un liquide clair et aqueux. Non-seulement ces petites vésicules remplissent toute la portion du tissu hépatique visible dans la paroi du sac, mais encore se trouvent dans beaucoup d'endroits, surtout dans les bosselures cartilagiueuses d'en bas, qui sont manifestement les formations les plus anciennes. Elles traversent encore en très-grande quantité toute l'enveloppe fibreuse, de façon qu'elles se montrent encore très-nombreuses à la surface de l'enveloppe péritonéale. L'examen plus détaillé de coupes dans ce tissu hépathique montre que des bandelettes de tissu fibreux blanc, ferme comme du cartilage, circonscrivent des îlots de substance hépatique à peu près dans la direction des petites branches de la veine porte. Ces îlots de substance hépatique sont comme spongieux, traversés de trous de grosseur différente. Ces trous communiquent de bien des manières entre eux. Ils sont remplis de vésicules qui naturellement y prennent toutes les formes possibles.

Dans aucune vésicule il n'a été possible, malgré de longues recherches, de retrouver des crochets, des échinocoques ou des corpuscules calcaires distincts. Par contre, on trouva plusieurs fois, à la partie interne, des corpuscules rappelant des œufs d'helminthe, comme environnés d'une enveloppe à couche finement stratifiée, contenant une masse irrégulière jaunâtre. Du reste, la structure des membranes établissait la nature de la tumeur échinocoque. Seulement il n'avait pas été possible, malgré le temps qui y fut consacré, d'examiner au point de vue des entozoaires une plus grande partie de ces millions de vésicules. Vers la couche inférieure de la substance hépatique, le lobe carré est complétement pris par la caverne; le lobe de Spigel l'est à sa partie interne, et il n'en reste plus qu'une portion de paroi intacte, épaisse de 2 centimètres. Le lobe gauche du foie a à peu près la grosseur d'un foie entier et volumineux; son diamètre vertical a 31 centimètres. Il ne contient pas de cavité; les contours sont massifs, les bords sont épais mais amincis à leur terminaison qui peut même se renverser. La surface est légèrement bosselée, le tissu est relativement normal, brun-rouge pâle, granuleux, quelque peu flasque, anémié. La surface présente une masse de vésicules claires, légèrement proéminentes, de la grosseur d'un grain de pavot à un grain de chènevis, qui ressemblent au premier coup d'œil aux kystes de la tumeur, mais ne contiennent pas d'enveloppes gélatineuses, mais seulement un peu de liquide clair (ce sont des kystes du foie, simples, non parasitaires). A un endroit du bord du lobe gauche se trouve une de ces vésicules, presque de la grosseur d'une noisette, résultant de la fusion de plusieurs petites, comme le démontre la paroi interne garnie de prolongements et de saillies. Lorsqu'on suit la veine porte dans le foie, on trouve une de ses branches principales qui, partant de la division droite, pénètre par en bas dans le lobe droit du foie, complétement obturée immédiatement après son point d'entrée, et se terminant en cul-de-sac. Par contre, de la division droite de la veine porte, s'étendent deux gros rameaux sur la surface postérieure de la tumeur, l'un à peu près parallèlement au bord inférieur, l'autre directement en haut, et ils se laissent tous deux facilement suivre pendant près de quatre pouces. Ils donnent en partie de grosses divisions et ne contiennent nulle part de vésicules libres. Ici et là seulement des vésicules font saillie vers la paroi interne du vaisseau. La division de la veine porte qui va au lobe gauche est très-large, libre dans toutes ses parties. La vésicule biliaire contient beaucoup de bile claire, d'un vert brunâtre; les voies biliaires peuvent être suivies au loin dans le lobe gauche et en toute liberté ; par contre, cela ne réussit pas du côté de la tumeur. Dans le sillon du foie sont plusieurs ganglions lymphatiques gonflés, qui ne contiennent pas de kystes. La rate est hypertrophiée, a trois fois son volume ordinaire (21 centimètres de long, 10 centimètres de large, épaisseur correspondante) ; son tissu est d'aspect normal, brun-rouge pâle, et de consistance moyenne. Le rein droit est adhérent à la partie postérieure de la tumeur par un tissu cellulaire assez facile à séparer. Les deux reins sont hypertrophiés, ont environ 16 centimètres de long, et sont presque complétement transformés en une agglomération de kystes de toute grandeur, jusqu'à la grandeur d'une noisette; ces kystes contiennent un liquide clair, jaunâtre, peu épais. L'urèthre et la vessie sont intacts, de même que l'estomac et les intestins. On ne trouve pas de communications entre le sac du foie et l'intestin.

OBSERVATION X (Leuckart) (1).

J'ai été encore assez heureux de trouver une tumeur de cette espèce bien conservée (il est vrai, énuclée) dans la collection de Söm-

(1) Leuckart, Die menschlichen Parasiten, 1863, vol. I, p. 372.

mering, qui appartient maintenant au musée de notre Université de Giessen (n° 215 de la collection). Elle avait à peu près le volume d'un œuf de canard; elle est aplatie à une de ses extrémités, et présente là, immédiatement au-dessous de la surface, une caverne du volume d'une noix environ, dont les parois sont irrégulièrement déchiquetées, résultant évidemment d'une ulcération. Les vésicules d'échinocoque de cette tumeur sont, en général, plus volumineuses que dans les deux autres cas que je connais (Luscka et Zeller); pour le reste, ils sont complétement analogues. (La figure donnée plus haut représente une coupe de cette tumeur) (1).

La nature des matériaux de mon examen m'a rendu impossible d'ajouter quelque chose de nouveau aux observations connues, et notamment à celles de Zeller et de Virchow. Tout ce que je puis offrir est la confirmation de ce qui est déjà connu.

OBSERVATION XI (Erisman) (2).

Le 9 octobre 1863, on a reçu à notre Clinique le charretier Henri Müller, âgé de 48 ans. Il nous dit qu'il s'est bien porté jusqu'à l'âge de 38 ans, mais qu'à cette époque il a été atteint de fièvre et qu'il est resté au lit pendant deux semaines, pendant lesquelles il a éprouvé beaucoup de chaleur et de temps en temps du délire. On ne savait pas quelle était la nature de cette affection. La maladie actuelle a commencé, dans l'automne de 1861, par de la lassitude que le malade a éprouvée pendant longtemps. Il remarqua que ses yeux étaient légèrement colorés en jaune, et que ses urines étaient devenues plus foncées. Il avait donc de l'ictère, qui est survenu probablement graduellement. Cet ictère a duré quelques semaines, pendant lesquelles le malade a continué cependant à travailler. Un jour, il fut subitement atteint dans la rue de douleurs violentes à peu près à la hauteur de l'ombilic, s'irradiant de droite à gauche; en même temps il avait une sensation très-brûlante dans toute la face. Les douleurs de ventre eurent une durée de trois à quatre heures, puis elles disparurent, et avec elles la sensation brûlante. Depuis ces phénomènes, il était malade et ne pouvait faire aucun travail sérieux; il se sentait fatigué, restait beaucoup au lit, et la coloration ictérique du corps augmenta rapidement. Pendant ces

(1) Idem. Fig. 110, p. 370.

(2) Erisman, Beitræge zur Casuistik der Leberkrankheiten. Inaugural.-Dissert. Zurich, 1864, p. 6.

deux dernières années, l'ictère n'a jamais disparu complétement; il présentait cependant des rémissions considérables et des recrudescences. Depuis la première attaque, les douleurs du ventre ne sont jamais revenues; l'appétit a toujours été bon, les garde-robes assez régulières, les matières fécales solides, et, d'après l'assertion du malade, tantôt de couleur brun foncé, tantôt pâles. D'après lui, l'urine aurait toujours été abondante et d'un rouge brunâtre d'une intensité variable. Cet état, dont le symptôme le plus important a été un ictère de deux ans, a donc duré jusqu'à présent; dans les derniers temps, le malade se sentait de plus en plus faible. Le malade ne sait rien sur l'origine de sa maladie; il n'était pas buveur, et l'on n'a pas trouvé d'antécédents syphilitiques.

A l'admission du malade, on constate qu'il est grand, robuste, et a l'air d'un homme qui a dû être doué d'une constitution primitivement athlétique. La barbe était déjà très-grisonnante; dans son attitude, il y avait de l'apathie et de la fatigue. Le corps est assez amaigri; il a quelques traces d'œdème autour des malléoles. La peau de tout le corps présente une coloration jaune foncé, et par places jaune brunâtre et jaune verdâtre. La conjonctive est d'un jaune intense. Le malade n'a presque pas de symptômes subjectifs, excepté le sentiment de faiblesse et de fatigue. Le cœur et le poumon n'offrent rien de pathologique. La langue est fortement chargée; le bas-ventre est en général considérablement distendu; les côtes inférieures un peu rejetées en dehors; l'épigastre fortement bombé en avant; l'hypochondre droit paraît plus large et plus rempli; on y reconnaît directement à la palpation une grosse tumeur qui occupe tout l'épigastre, proémine en bas beaucoup au delà des côtes inférieures jusqu'auprès de l'ombilic, présente au toucher la sensation d'un corps solide et lisse, sans fluctuation ni sensibilité, et qui s'enfonce, pendant une profonde inspiration, un peu au-dessous des téguments du ventre. Elle est évidemment en connexion avec le foie, ou elle représente le foie lui-même agrandi; à la percussion, on voit la matité atteindre, sur la ligne mammaire droite, une longueur d'à peu près 25 centimètres. Sur la ligne médiane, elle est à peu près de 17 centimètres. A gauche et en haut, elle est séparée de la rate par la sonorité de l'estomac; mais un peu plus loin, en bas, dans l'hypochondre gauche, la matité de la tumeur se continue avec celle de la rate. Celle-ci est agrandie et présente une longueur d'environ 12 centimètres. Dans le péritoine, il n'y pas d'épanchement; les matières fécales des premiers jours sont presque dépourvues de bile, mais l'urine, par contre, est très-riche en matière colorante de la bile et sans albumine.

Dans l'observation des premiers huit jours il y a eu peu de nouveau; le malade se plaignait de faiblesse et de fatigue, il dormait mal. L'appétit était normal, ainsi que les garde-robes; ce qu'il y avait de très-remarquable, c'est que les matières fécales, toujours moulées, assez solides, étaient certains jours tout à fait normales, de couleur jaune brunâtre, riches en bile, et d'autres jours très-claires, presque argileuses, mais probablement jamais dépourvues de substance biliaire. L'urine a toujours été abondante; elle se colorait par l'acide azotique ou sulfurique en gris noirâtre tirant sur le vert. La coloration brun foncé de l'urine a toujours diminué les jours où les matières fécales devenaient plus riches en substance biliaire.

On a prescrit comme traitement l'usage continu des eaux de Carlsbad artificielles, le matin, en trois petits verres, à boire chaud, qu'on a continuées pendant quatorze jours. L'eau avait souvent un effet fortement laxatif; les selles déliées paraissaient parfois complétement blanches, complétement dépourvues de bile, mais d'autres fois elles avaient une coloration jaunâtre indiquant un contenu modéré de bile.

L'état général s'empira; le malade se plaignait de la fatigue qui s'aggravait; l'œdème des membres inférieurs, d'abord insignifiant, augmenta rapidement.

Le 9 novembre, on constata ce qui suit : l'expression de la face et celle de la parole indiquent une grande fatigue et de l'apathie ; le malade paraissait parfois un peu troublé. La commissure gauche de la bouche paraît légèrement abaissée; la langue est très-légèrement oblique vers le côté droit; elle est en même temps très-sèche et encroûtée; la température du corps est toujours basse ; le pouls est plein, à 90 pulsations. L'ictère de la peau et de la conjonctive toujours très-intense. Le ventre est assez fortement distendu; il n'est cependant pas beaucoup plus volumineux qu'à l'admission du malade. Il contient un épanchement liquide d'une quantité assez considérable; le foie peut être senti très-distinctement, depuis le rebord des côtes jusqu'à l'ombilic; il est dur et insensible à la pression. La matité du foie commence sur la ligne mammaire, à la sixième côte et sur la ligne axillaire à la cinquième. A droite, à côté de la colonne vertébrale, on constate une matité modérée provenant du foie et s'étendant jusqu'à la hauteur de la cinquième vertèbre dorsale; en bas, sur la ligne axillaire droite, le foie n'arrive que jusqu'au bord inférieur des côtes ; en avant, jusqu'à l'ombilic ; le lobe gauche du foie, très-volumineux, atteint la ligne mammaire gauche. Le bord inférieur du foie peut être senti partout très-distinctement ; il n'est pas précisément dur. On ne trouve nulle part sur le foie d'éminences distinctes, de nodosités ou même d'inégalités. La rate, très-volumineuse, touche au lobe gauche du foie. Le malade éprouve de temps en temps des douleurs de ventre ; jamais de vomissements ; les matières fécales sont devenues solides et presque complément décolorées. L'appétit a très-diminué dans les derniers temps ; l'urine présente une coloration intense brun de bile et sans albumine. Rien du côté du cœur et des poumons.

Dans les derniers temps, le malade est devenu plus fatigué et plus épuisé ; il dort beaucoup, même dans la journée ; parfois il peut à peine prononcer une parole ; il commence à évacuer l'urine involontairement ; l'amaigrissement fait des progrès rapides ; le pouls devient petit. L'examen du ventre présentait les mêmes phénomènes. Les matières fécales sont souvent complétement décolorées, le plus souvent solides ; les symptômes observés à la commissure gauche de la bouche et à la langue continuent ; les pupilles ne présentent aucune différence. Dans ces circonstances, le malade désira quitter l'hôpital ; il le quitta, en effet, le 9 novembre, après un séjour d'un mois à la Clinique.

Il mourut chez lui le 19 novembre, après que la faiblesse et l'apathie se furent augmentées jusqu'à la stupeur complète et après qu'on eut aussi observé des diarrhées abondantes et involontaires.

A la nouvelle de sa mort, le médecin-adjoint de la Clinique, M. le Dr Kappeler alla assister à l'autopsie le 20 novembre, à Richterswyl. A cette autopsie, on trouva ce qui suit :

Le corps est grand et maigre ; les téguments d'un jaune grisâtre, foncé par place, jaune noirâtre et même brun. Toutes les parties internes sont également très-ictériques. Forte rigidité cadavérique. On n'a pas ouvert le crâne. A l'ouverture du corps, on trouve le diaphragme, surtout à droite, fortement repoussé en haut ; le foie, visible dans sa grande circonférence et couvert en partie sur son bord antérieur par le côlon transverse très-distendu, présente une surface lisse, en apparence normale ; la pointe de son lobe gauche touche la rate agrandie. Dans le péricarde, on trouve quelques cuillerées d'un sérum jaune ; les fibres musculaires du cœur et les valvules sont normales. Les deux cavités pleurales sont vides, les deux poumons sont libres, contiennent de l'air et sont un peu œdématiées. Après avoir enlevé le foie, on trouve qu'il est considérablement augmenté de volume. Le maximum de la longueur est de 38 centimètres, le maximum de la largeur de 21 centimètres. Le tissu est d'un brun foncé, fortement imprégné de bile et en beaucoup d'endroits un peu mou. Sur la surface externe et postérieure du lobe droit, la surface présente un grand nombre de nodosités solides, en partie même cartilagineuses, d'une épaisseur de 1 à 2 centimètres et du volume d'une noisette jusqu'à celui d'une noix; le sillon de la veine porte est rempli de nodosités du volume d'un pois jusqu'à celui d'un œuf de pigeon et en partie d'une dureté presque osseuse; à la coupe, on les trouve remplies à l'intérieur d'une bouillie assez épaisse, jaune grisâtre : tout à fait en bas et en arrière, mais déjà vers le sillon de la veine porte, on trouve à la surface un sac fluctuant, proéminent, du volume d'un œuf de canard, présentant après la coupe une cavité du volume du poing, irrégulièrement anfractueuse, avec des parois fendillées et érodées; elle est remplie d'une bouillie jaune grisâtre sale; à la paroi interne on voit dans beaucoup d'endroits un dépôt de masses noirâtres, molles et friables. Dans l'intérieur du foie on trouve presque partout, au voisinage de la cavité, des masses solides et rigides. Elles ressemblent à un tissu conjonctif calleux; elles ont une coloration ictérique et très-souvent elles renferment aussi, par places, une bouillie assez épaisse. Le tissu ictérique du foie s'étend en couches plus plus ou moins épaisses jusqu'au voisinage de la cavité au moyen d'un tissu rigide, calleux et d'une coloration plus claire. Ce dernier tissu présente à la coupe beaucoup de trous fins qui lui donnent l'aspect d'une éponge ou d'un crible; dans les trous se trouvent des vésicules molles, grisâtres, du volume d'un grain de millet qu'on peut facilement extraire; les petites cavités dans lesquelles elles se trouvent présentent des communications multiples entre elles, au moins par places. Les petites vésicules montrent au microscope la structure stratifiée de la membrane d'échinocoques et on trouve des crochets dès le début de l'examen; il y a aussi, il est vrai, des vésicules stériles, de sorte que parfois on est obligé de chercher pendant des heures avant de découvrir un crochet, mais d'autres fois dans une seule préparation on trouve beaucoup de crochets réunis.

Les masses noirâtres, irrégulières et friables, qui forment en beaucoup d'endroits l'enduit de la paroi interne de la cavité, se présentent comme des concrétions biliaires molles.

La vésicule biliaire est modérément remplie de bile d'un jaune brunâtre foncé; malheureusement une préparation plus exacte des conduits biliaires n'a pas été possible. (Néanmoins on a pu voir que plusieurs gros conduits biliaires s'abouchaient dans la cavité centrale). La rate est longue de 20 centimètres et large de 12. La muqueuse de l'estomac est un peu épaissie et pigmentée de gris ; l'iléon et le côlon transverse sont remplis de matières fécales en uillie déliée, complétement décolorée. Les reins n'ont rien d'anormal, le ganglions rétro-péritonéaux sont très-gonflés, de consistance un peu lardacée ; quelques-uns sont ramollis au milieu.

OBSERVATION XII (Friedreich) (1).

Jean Braun, palefrenier de Bühl, près Baden-Baden, âgé de 39 ans, habituellement bien portant, a éprouvé, en 1862, pendant l'automne, les premiers symptômes de la maladie qui motiva, un an plus tard, son admission à la Clinique. De l'anorexie, une sensation de plénitude à l'épigastre, des éructations fréquentes, de la diarrhée, un ictère à invasion rapide et rebelle à tous les moyens employés, tels furent les premiers symptômes auxquels s'ajoutèrent bientôt un alanguissement progressif des forces et de la nutrition, et un catarrhe chronique des bronches. Le malade affirme d'ailleurs qu'il n'a jamais ressenti de douleurs dans la région du foie. Il fut admis à l'hôpital académique le 25 octobre 1863.

Il se trouvait alors dans l'état suivant : il était fort amaigri et affaibli; la peau était flasque, sèche, recouverte d'une desquamation furfuracée et présentait au tronc et aux extrémités une éruption abondante de psoriasis guttata, dont le début remontait à plusieurs années. Elle était enfin le siége d'une coloration ictérique, verdâtre, intense. L'urine avait une coloration foncée, voisine du noir, et donnait, d'une manière extrêmement marquée, les réactions des pigments biliaires. Elle ne contenait pas d'albumine. Le malade n'éprouvait pas de prurit à la peau, et il n'était pas atteint de xanthopsie. Il avait quotidiennement une selle spontanée, demi-solide, grisâtre. Il avait peu d'appétit et éprouvait un dégoût spécial pour les viandes. Langue un peu sèche. Rien d'anormal du côté des fonctions psychiques. Température normale, pouls à 84-88. Le foie était très-volumineux. Sa limite supérieure se trouvait au niveau de la quatrième côte, son bord inférieur débordait de quatre travers de

(1) Virchow's Archiv, 1865, vol. XXXIII, p. 17; et Archives générales de médecine, avril 1866, p. 423.

doigt le rebord costal, et arrivait, tant sur la ligne mammaire que sur la ligne médiane, jusqu'au niveau de l'ombilic.

Il était facile de suivre le lobe gauche jusque dans l'hypochondre gauche, où il arrivait au contact de la rate, qui était également augmentée de volume. L'amaigrissement des parois abdominales permettait de constater facilement que le bord inférieur du foie était dur et tranchant; mais on n'y sentait aucune inégalité. La vésicule du fiel n'était pas accessible à la palpation. L'examen des poumons ne révélait rien d'anormal en avant; en arrière et à gauche il y avait, dans la moitié inférieure du thorax, de la matité et de la respiration bronchiques. On entendait en outre, çà et là, quelques râles. Le cœur paraissait normal. Le malade ne se plaignait ni de douleurs de côté, ni d'oppression.

A partir du 3 novembre, il présenta dans la soirée des mouvements fébriles avec une élévation de température allant jusqu'à 31°2 Réaumur. La toux était assez fréquente, avec expectoration abondante de crachats, d'une coloration brune, dans lesquels le microscope décélait la présence d'un grand nombre de globules rouges du sang parfaitement conservés. Les autres symptômes énumérés ci-dessus n'avaient pas changé.

Le 6 et le 7 novembre survinrent plusieurs épistaxis abondantes. L'urine était légèrement albumineuse. Les fonctions cérébrales demeuraient intactes. Le malade avait à peu près journellement une selle grisâtre, demi-liquide. A part cela, aucun changement ne s'était produit.

Le 15 novembre, tous les accidents persistaient, notamment les mouvements fébriles du soir. Les forces baissaient avec une rapidité singulière. L'appétit se supprima complétement. Dégoût persistant des viandes. Langue sèche çà et là. Expectoration muqueuse et sanglante, fréquente. Le malade n'accusa jamais de douleurs à la région du foie; mais il éprouvait de temps en temps des douleurs lancinantes dans le côté gauche du thorax et dans la région de la rate.

A partir du 1er décembre, la fièvre devint continue; la température était, en moyenne, à 30°6 Réaumur le matin, et à 31° le soir; le pouls variait de 96 à 116.

Le malade avait des épistaxis et des stomatorrhagies fréquentes et abondantes.

Le sang s'écoulait comme d'une éponge des gencives tuméfiées. Les dents s'ébranlaient, tombaient, et leurs alvéoles vides saignaient abondamment; l'haleine exhalait une odeur infecte. Il n'y avait pas de pétéchies cutanées, mais il se passait rarement un jour sans qu'il y eût des selles sanglantes. Le malade se plaignait fréquemment de douleurs dans l'hypochondre gauche, et à un certain moment on constata l'existence d'un bruit de frottement péritonéal au niveau de la rate. L'ictère persistait avec la même coloration verdâtre. Le lobe droit du foie n'avait pas éprouvé de modification sensible depuis que le malade était entré à l'hôpital, tandis que le lobe gauche paraissait avoir manifestement augmenté de volume. L'amaigrissement faisait des progrès incessants, les forces baissaient rapidement. L'anorexie persistait, la peau était toujours sèche et aride. Les fonctions du sensorium continuaient à s'exercer librement, et il n'y avait aucun trouble des fonctions de l'encéphale. A la suite d'hémorrhagies incoercibles par la bouche et par l'intestin, l'épuisement devint extrême, et le malade succomba le 10 décembre, à une heure du matin.

L'autopsie fut faite le 11 décembre, à dix heures du matin. La rigidité cadavérique était très-prononcée.

La plèvre droite contenait quelques onces de sérosité sanguino lente; le poumon de ce côté était libre d'adhérences, coloré en jaune, et son lobe inférieur était infiltré de sérosité. Les bronches, dont la muqueuse était fortement teinte en jaune, contenaient une sérosité spumeuse, jaunâtre. Le poumon gauche adhérait intimement à la plèvre pariétale dans toute son étendue, surtout au niveau de la face postérieure du lobe inférieur; là, les feuillets de la séreuse avaient une épaisseur de plusieurs lignes; entre ces feuillets il restait, dans le voisinage des bords inférieur et postérieur du poumon, un vestige de la cavité pleurale renfermant une substance granuleuse, brunâtre. Dans le tissu de la plèvre épaissie on voyait çà et là des granulations arrondies, gris-jaunâtres, résistantes, atteignant jusqu'aux dimensions d'un grain de chènevis, et offrant sur la coupe un aspect parfaitement homogène. Le lobe supérieur du poumon gauche était infiltré par une petite quantité de sérosité jaunâtre; le lobe inférieur présentait les caractères de l'état fœtal. La muqueuse du larynx, de la trachée, des bronches, offrait une coloration ictérique intense, de même que le tissu de la glande thyroïde qui n'était d'ailleurs pas entièrement altéré.

Le cœur était fortement teint en jaune dans ses diverses parties. Le ventricule droit présentait une flaccidité remarquable. Les valvules de l'aorte étaient fortement fenêtrées, et celles de l'artère pulmonaire présentaient la même conformation à un degré moins prononcé. Les cavités du cœur renfermaient une petite quantité de sang liquide et quelques caillots fibrineux mous, gélatineux, fortement ictériques.

La rate, considérablement tuméfiée, mesurait 6 pouces et demi en long, 15 en large, et près de 3 pouces d'épaisseur à son bord supérieur. La capsule était recouverte çà et là de pseudo-membranes fibrineuses, gris-rosé, assez résistantes. Son parenchyme était homogène, brun-rougeâtre, dans un état de ramollissement voisin de la diffluence; on n'y démêlait distinctement ni le stroma fibreux ni les corpuscules de Malpighi.

Le foie était fortement augmenté de volume dans toutes les dimensions, mais surtout, dans son lobe gauche, qui arrivait jusque dans l'hypochondre gauche, au contact de la rate. La surface présentait çà et là des fausses membranes analogues à celles qui revêtaient l'enveloppe de la rate.

La surface du lobe droit était le siége d'une altération plus marquée encore. On y voyait, dans plusieurs points et dans une assez grande étendue, un épaississement blanc-jaunâtre, d'une consistance presque cartilagineuse, de l'enveloppe séreuse; dans plusieurs de ces points existaient des adhérences fibreuses analogues à des franges. Un épaississement de ce genre, de forme irrégulière, ayant de 1 ligne et demie à 2 lignes de diamètre, existait à la face convexe du lobe droit, dans le voisinage de son bord mousse; un autre, ayant des dimensions analogues, à sa face antérieure à 2 pouces de distance du bord antérieur et du ligament suspenseur; un troisième commençait au niveau de l'insertion inférieure du ligament suspenseur, près du bord antérieur, se prolongeait sur la face inférieure et arrivait en longeant la vésicule du fiel jusqu'au hile du foie. Dans toute l'étendue de ces parties épaissies, la surface de l'organe était singulièrement dure et résistante; mais ces parties épaissies ne proéminaient pas sensiblement au-dessus de la surface du foie. On voyait du reste, dans divers points, tant de la face supérieure que de la face inférieure du lobe droit, des granulations du volume d'une tête d'épingle, blanchâtres, formées par un épaississement ou par un soulèvement vésiculeux de la capsule. Dans quelques points, les granulations étaient réunies en groupes. Le lobe gauche ne présentait rien de semblable. Après avoir incisé les parties indurées, on constatait que la capsule de Glisson était très-épaissie, au point de présenter dans quelques points jusqu'à 2 lignes d'épaisseur, et qu'elle avait un aspect stratifié très-manifeste.

Le parenchyme sous-jacent à ces parties était remplacé dans une grande étendue par une masse de tissu connectif, fiboïde, blanchâtre, jaunâtre ou tirant sur le vert, offrant une résistance considérable à l'incision. Cette masse fibreuse était creusée de cavités alvéolaires très-nombreuses de dimensions fort variables; les unes étaient arrondies ou ovoïdes, d'autres avaient une forme très-irrégulière et provenaient manifestement de la fusion de plusieurs cavités primitivement distinctes. Toutes contenaient une substance gélatineuse jaunâtre, qu'il était facile d'en retirer à l'aide d'une pince; la surface interne des cavités, mise ainsi à nu, était assez lisse et présentait dans beaucoup de points un léger enduit jaune. Aux granulations et aux soulèvements vésiculeux de la capsule indiqués plus haut, correspondaient également de petites cavités cystoïdes, arrondies, situées superficiellement et remplies par la même substance colloïde. Dans quelques points le tissu fibroïde qui avoisinait les alvéoles les plus volumineuses paraissait avoir manifestement une disposition stratifiée. Le volume des alvéoles variait considérablement; les uns etaient à peine visibles à l'œil nu, d'autres atteignaient jusqu'au volume d'un pois. Ils étaient dans quelques points très-rapprochés les uns des autres; dans d'autres, assez distants et séparés par un tissu fibroïde plus ou moins abondant. La coupe de ces tumeurs offrait en somme un aspect fort analogue à celle d'un pain bis desséché.

Les alvéoles ne présentaient pas tous une forme arrondie; on en voyait qui avaient une forme allongée ou plus ou moins irrégulière, anfractueuse, et on voyait parfois à leur face interne des bandes saillantes dénotant la fusion de plusieurs cavités primitivement distinctes.

Ces tumeurs existaient au niveau des parties épaissies de l'enveloppe du foie. Celle qui existait vers le bord mousse, et qui avait un diamètre de 1 pouce et demi à peu près, était isolée; les deux autres se confondaient par leur partie profonde et formaient ainsi un foyer unique, volumineux, et occupant la plus grande partie du lobe droit. On trouva en outre, dans l'épaisseur de ce lobe, deux cavités ulcéreuses, distinctes l'une de l'autre, de forme irrégulière, munies de prolongements irréguliers; l'une de ces cavités mesurait 1 pouce, 3 lignes de long et 4-5 lignes dans sa plus grande épaisseur; l'autre mesurait 2 pouces de long et 1 pouce en travers. La face interne de ces cavités ulcéreuses était tomenteuse, de couleur ardoisée; on y voyait çà et là des saillies gélatineuses de couleur jaune d'ocre, et elles étaient remplies par un liquide puriforme, grisâtre.

Le parenchyme hépatique avait sa consistance normale; il présentait une coloration ictérique intense, verdâtre dans quelques points.

Le lobe gauche ne contenait pas de tumeurs analogues à celles qui viennent d'être décrites.

La vésicule du foie était fortement revenue sur elle-même ; ses parois étaient fortement épaissies dans le voisinage de la partie épaissie de la capsule ; elle contenait une petite quantité de mucus visqueux, incolore, gélatineux, et deux concrétions blanchâtres, de forme pyramidale.

Le canal hépatique et ses deux branches d'origine, et le conduit cholédoque dans toute son étendue, étaient complétement remplis par des masses d'échinocoques jaunâtres et d'un aspect vitré. Le tronc de la veine porte n'était pas altéré; mais plusieurs de ses branches, situées dans le voisinage des tumeurs, étaient complétement obstruées, et dans quelques points on voyait des masses d'échinocoques faire librement saillie à leur intérieur.

La muqueuse stomacale était épaissie, recouverte de mucosités gluantes entremêlées de flocons bruns, hémorrhagiques; elle avait une coloration ardoisée dans la région pylorique, jaune au niveau du grand cul-de-sac. Rien d'anormal dans le duodénum; la muqueuse du jéjunum avait une coloration ardoisé ; l'iléon et le cæcum contenaient une grande quantité de sang décomposé. Dans le côlon, on trouvait des matières fécales décolorées, grisâtres, et d'autres qui étaient mélangées d'une notable quantité de sang. La muqueuse de l'iléon était rouge, semée d'un grand nombre de points de stries ecchymotiques.

Au niveau de la convexité de l'hémisphère cérébral gauche, la dure-mère était revêtue à l'intérieur d'une néo-membrane hémorrhagique très-mince, qu'il fut facile d'enlever d'une seule pièce avec une pince (pachyméningite hémorrhagique). A ce niveau, la pie-mère de l'hémisphère cérébral était le siége d'une inflammation séreuse.

Les autres viscères n'étaient pas altérés.

Examen microscopique. — Il était facile, en se servant d'une pince, de retirer la substance gélatineuse contenue dans les alvéoles sous forme de masses arrondies, jaunâtres, plus ou moins volumineuses; dans aucun point, elles n'adhéraient intimement à la face interne des cavités. En étalant ces masses avec des épingles sur le porte-objet du microscope, on reconnaissait à l'œil nu qu'elles étaient constituées par des vésicules garnies de diverticules diversement disposés, revêtant parfois l'aspect d'une grappe de raisin. Dans les alvéoles, ces vésicules étaient tassées, aplaties et étroitement serrées les unes contre les autres. Leurs parois avaient une transparence cristalline, une couleur jaunâtre, et leur épaisseur était fort variable. L'examen microscopique faisait voir qu'elles présentaient de la manière la plus évidente la structure lamellaire caractéristique des membranes d'échinocoques. Les couches stratifiées étaient, dans divers points, écartées les unes des autres sur une étendue plus ou moins considérable, et dans ces interstices on voyait une substance légèrement granuleuse, qui devenait en grande partie transparente par l'action de l'acide acétique et des alcalis caustiques, et qui paraissait formée presque exclusivement par une matière protéique; elle contenait, en outre, quelques granulations calcaires et graisseuses. Dans quelques points, là où l'écartement des lamelles était très-considérable, la matière contenue dans cet écartement était au contraire composée principalement de graisse et de sels calcaires; là cet écartement était parfois tellement considérable, qu'il en résultait des bosselures saillantes à la face externe de la vésicule.

Les poches d'échinocoque renfermaient généralement un liquide limpide, contenant en suspension une quantité variable de granulations soit isolées, soit réunies en groupe. Les poches les plus anciennes renfermaient, en outre, de petits corps d'une nature particulière adhérents à leur paroi interne et réunis généralement en groupes. La plupart étaient ovalaires, quelques-uns arrondis. Ils avaient au plus $0^{mm},015$ à $0^{mm},02$ de diamètre des contours simples, un aspect mat, homogène, sans apparence de stratifications. Traités par la soude caustique, ces corpuscules se dissolvaient peu à peu, et il restait à leur place une tache jaunâtre, à contours mal assurés. Traités par l'acide chlorhydrique ou l'acide nitrique, ils présentaient les réactions caractéristiques de la matière colorante de la bile. Il est donc probable qu'ils étaient formés par un dépôt lent et progressif d'une matière protéique, qui s'imprégnait plus tard par l'imbibition de pigment biliaire.

A côté de ces corpuscules, on en trouvait d'autres composés de couches concentriques, arrondis, ovalaires, pyriformes ou en forme de rein, parfois un peu anguleux, d'aspect mat, colloïde, généralement réunis en plus ou moins grand nombre, sous forme de groupes. Les plus volumineux, pour ceux qui avaient une forme sphérique, mesuraient de $0^{mm},03$ à $0^{mm},035$ de diamètre; les corpuscules ovalaires avaient à peu près cette même longueur et mesuraient $0^{mm},025$ à $0^{mm},03$ dans leur petit axe. D'autres, en nombre bien plus petit, atteignaient à peu près les dimensions des plus volumineux parmi les corpuscules jaunes décrits plus haut. Une partie de ces corpuscules étaient composés, dans toute leur épaisseur, de couches solides concentriques, et offraient un aspect très-analogue à celui des corpuscules amyloïdes, sans présenter toutefois la réaction caractéristique au contact de l'acide sulfurique et de la teinture d'iode. La plupart présentaient à leur centre un espace libre plus ou moins grand contenant le plus souvent une granulation solide, colloïde, à reflet mat. Ils avaient, par conséquent, la forme de capsules. Très-rarement on voyait deux de ces corps adhérents, en forme de petits pains. A la surface de beaucoup d'entre eux, on voyait une sorte de prolongement conoïde qui leur donnait une forme analogue à une poire; à ce niveau, ils paraissaient parfois adhérents. Dans plusieurs, on voyait en outre des stries concentriques, des stries rayonnées, ou bien ils présentaient une couleur jaune, plus ou moins intense, due à l'imbibition du pigment biliaire. Un grand nombre d'entre eux étaient entourés d'une masse grenue adhérente à leur surface. L'action des acides démontra qu'ils étaient formés par une substance organique crétifiée par le dépôt de sels calcaires. Ils différaient cependant complétement des concrétions calcaires ordinaires des échinocoques par leur volume plus considérable, par leur aspect colloïde et par la présence d'une cavité au centre d'un grand nombre d'entre eux. Ils étaient également très-différents des corpuscules jaunes décrits plus haut; ils étaient situés dans un système de canaux qui se ramifiaient sur la face interne des échinocoques, disposé en réseau, à calibre fort variable, présentant des dilatations et des rétrécissements brusques. On peut admettre comme infiniment probable qu'il s'agit là d'un système de conduits excréteurs (appareil urinaire), système qui, comme on sait, existe chez tous les vers cestodes, et que les corpuscules doivent être considérés comme des concrétions urinaires, analogues aux corpuscules calcaires qui existent dans les conduits excréteurs du tænia.

A l'intérieur de quelques-unes des poches les plus anciennes, situées dans les alvéoles les plus volumineux, il fut possible de trouver parfois, mais fort rarement en somme, des scolex; ils présentaient tous les caractères que l'on constate dans les cas ordinaires de tumeurs hydatiques du foie. A la face externe, on trouvait des masses d'un détritus granuleux, composé surtout de matières grasses, et, dans beaucoup de points, de dépôts d'hématoïdine, soit amorphes, soit cristallisés. Le tissu blanchâtre, d'apparence cicatricielle, qui séparait les alvéoles les uns des autres, et qui était surtout abondant dans la zone moyenne des tumeurs, était constitué par un tissu connectif extrêmement serré, sclérosé, à mailles volumineuses, et muni de cellules plasmatiques nombreuses, fusiformes, remplies de granulations graisseuses plus ou moins fines; quelquefois la dégénérescence graisseuse portait aussi sur la substance intercellulaire. Les mêmes caractères histologiques se retrouvaient dans les parties de la capsule de Glisson, qui, dans le voisinage immédiat des tumeurs, présentaient les apparences d'un tissu fibro-cartilagineux. Je n'ai pu retrouver nulle part de revêtement épithélial à la face interne des alvéoles.

Le liquide puriforme grisâtre de la cavité était composé en partie d'un détritus granuleux, en partie graisseux, d'un grand nombre de corps granuleux, les uns intacts, les autres en voie de désagrégation, d'éléments libres, ovalaires, analogues à des noyaux, de cristaux aiguillés ou fasciculés d'un corps gras, et enfin de nombreux dépôts d'hématoïdine, soit amorphes, soit sous forme de beaux cristaux. La surface interne des cavités était tomenteuse, déchiquetée, et présentait çà et là une couleur jaune d'ocre ou jaune orangé due à des dépôts abondants de cristaux d'hématoïdine. Les lambeaux tomenteux qui pendaient à l'intérieur de la cavité étaient formés par du tissu conjonctif ramolli et atteint de dégénérescence graisseuse, de masses d'hématoïdine et de cristaux de margarine fréquemment groupés sous forme de faisceaux ou de rosettes. Dans divers points, on trouvait dans l'intérieur de ces bourbillons des masses gélatineuses d'échinocoques, ou bien celles-ci faisaient librement saillie à l'intérieur de la cavité.

On ne retrouvait plus les éléments propres du foie, même à la périphérie de la tumeur. Les échinocoques renfermés dans les alvéoles périphériques étaient plus petits, régulièrement arrondis; ils étaient manifestement de formation plus récente. Dans le voisinage des tumeurs le microscope faisait découvrir les premières phases de leur évolution. Le parenchyme du foie, en apparence sain, était traversé par des vésicules d'échinocoques invisibles à l'œil nu, arrondies ou moniliformes, fournissant parfois des bourgeons latéraux, de manière à reproduire l'image de certaines espèces de cactus.

A la face inférieure du foie, dans le sillon transversal, on trouva encore un réseau de canaux, diversement anastomosés, à parois tantôt très-minces, tantôt de 1 mill. d'épaisseur, remplis de masses gélatineuses, constituées aussi par des poches d'échinocoques plissées, tassées les unes contre les autres. Ces canaux étaient les « vasa aberrantia » altérés et envahis par les échinocoques.

OBSERVATION XIII (Huber) (1).

Marie Rist, âgée de 50 ans, célibataire, ayant vécu jusque-là dans d'assez bonnes conditions, fut vue par moi, le 14 juin 1865, pour la première fois. Il n'y a rien de spécial à dire sur les affections antérieures, si ce n'est qu'elle avait une sensibilité morale habituelle. Elle n'a jamais eu d'enfants, ses règles ont cessé.

Depuis octobre 1864, elle est atteinte d'un ictère, qui aurait progressé sans douleurs dignes d'être notées ni autres accidents.

Etat actuel. Juin 1865. Ictère intense de toute la peau et de toutes les muqueuses apparentes, mais surtout du voile du palais, dont la voûte palatine est nettement séparée par la coloration; la sclérotique est d'un jaune citron, les urines transparentes, foncées, ayant la coloration de la bière brune, sans sédiments d'urates; démangeaisons assez fortes; fèces décolorées, sentant mauvais. Pas d'élévation de température; pouls calme, 70; nutrition des muscles assez bonne; la couche de graisse est très-diminuée; mouvements du corps énergiques, cependant la sensibilité est diminuée; appétit assez bon, garde-robe quotidienne, de consistance normale, sans troubles digestifs. Abdomen non douloureux, ni spontanément, ni par la palpation; pas d'ascite. Le foie est augmenté dans les deux dimensions de sa face antérieure, éloigné à droite de deux travers de doigt à peu près de la crête iliaque; la vésicule biliaire, non appréciable au toucher, le bord libre du foie facilement perceptible, lisse; épigastre bombé en avant d'une façon peu marquée, en forme de sphère, résistant, donnant de la sonorité jusque dans l'hypochondre gauche. Je ne trouve pas de notes sur la matité de la rate, mais je crois me rappeler qu'elle était considérablement augmentée de volume. Organes de la respiration et de la circulation, sans anomalie apparente.

Après un examen de plusieurs semaines, il ne se trouva aucun changement essentiel à constater. Le traitement consista d'abord dans l'administration de petites doses de sel de Carlsbad, qu'elle abandonna pourtant bientôt, après que je crus avoir élucidé le diagnostic. Au milieu de juillet, je remarquai une petite ecchymose sur l'œil et un léger œdème du pied. La malade vaquait encore en partie elle-même à ses occupations domestiques; elle n'était pas alitée.

Les formes ordinaires d'hypertrophie du foie, qui ne sont pas

(1) Deutsches Archiv für klinische Medizin, année 1866, vol. I, p. 539.

d'habitude accompagnées d'ictère (le foie gras, le foie lardacé, l'hyperémie, etc.), pouvaient être mises de côté pour plusieurs raisons.

Tout d'abord on devait penser au cancer (pour le dire en passant, j'ai plusieurs fois par an des observations de cancer du foie, dans notre ville (1) et dans les environs). Cependant la durée de neuf mois sans symptômes cachectiques importants (anémie, œdème), sans fièvre hectique, sans sédiments d'urate, permettait de retrancher cette affection du rang des choses possibles.

Pour les calculs biliaires, la cirrhose, l'adénoïde et autres choses pareilles, le point d'appui manquait de même. L'absence de tumeur dans la vésicule biliaire, d'ascite, d'oblitération de la veine porte, de douleurs donnait une nouvelle indication négative. Surtout on pouvait exclure le cancer de la tête du pancréas, qui n'est pas rare (à cause de l'absence de tuméfaction de la vésicule biliaire) et les tumeurs de la concavité (absence de signes d'arrêt de la circulation de la veine porte).

Il restait donc encore l'échinocoque; sous l'impression du mémoire récent de Friedreich, je devais me prononcer pour la forme multicolaire. Les motifs décisifs étaient pour moi, l'ictère persistant, l'augmentation de volume du foie, la longue durée de la maladie.

A partir de la fin de juillet, je ne vis plus la malade. La mort arriva le 12 septembre 1865, au milieu d'évacuations mélaniques par l'estomac et le tube intestinal.

Il ne fut pas possible d'obtenir la permission de faire l'autopsie complète; on n'autorisa qu'une *section dans le foie.* L'autopsie faite le 13 septembre, dans des circonstances assez embarrassantes, donna le résultat suivant : rigidité cadavérique considérable, œdème des jambes. Le foie, enlevé à la hâte, présentait un sillon large d'un doigt sur ses deux lobes, les bords gros et émoussés, l'enveloppe légèrement tenace, ternie, la vésicule biliaire vide, la convexité supérieure du lobe droit présentait une tumeur du volume d'une tête d'enfant, recouverte par une enveloppe un peu tendineuse, opaque, constituée en partie (la plus petite partie) par un tissu fibreux, solide, se laissant difficilement entamer, en partie (la plus grande partie) par un tissu fibreux en état de dégénérescence graisseuse et de nécrose anémique. Déposés dans ce tissu, on trouve un million de petits corpuscules gélatineux; faisant un léger relief, ayant depuis un volume à peine perceptible jusqu'à celui d'une lentille : la partie de beaucoup la plus nombreuse a depuis le volume d'un grain

(1) Memmingen.

de pavot jusqu'à celui d'une tête d'épingle. Friedreich en compare la coupe assez justement au pain bis, mais moi je trouve que c'est encore plus ressemblant à une certaine espèce de fromage ordinaire présentant des trous fins. On trouve aussi dans la tumeur quelques cavités ulcéreuses disséminées, à peine du volume d'une fève. La partie périphérique m'a paru moins régressive; malheureusement je n'ai pas pu examiner les grands canaux biliaires, parce que je n'ai pu prendre que la tumeur. Pour le présent, je ne puis pas donner de nouvelles considérations sur l'histologie et la genèse; ce que j'ai vu confirme seulement les descriptions des observations précédentes. Jusqu'à présent je n'ai pu encore trouver d'animaux ni de crochets.

OBSERVATION XIV (Ott) (1).

Jean-Henri Mayer, âgé de 47 ans, domestique à la campagne de Unterjessingen, fut admis le 18 février à l'hôpital de l'université de Tubingue. Ce qu'on put apprendre, sur l'état de la maladie dans les années précédentes, du patient qui présentait une intelligence très-peu développée, était un peu sourd, et commit de nombreuses contradictions dans ses renseignements, se résume dans l'exposé suivant :

Le patient n'a jamais été gravement malade; quoique d'une constitution générale faible, il était en pleine possession de ses forces et propre aux travaux pénibles. Un catarrhe des voies aériennes, survenant pendant l'hiver, avec une toux légère, de rares crachats, et un essoufflement modéré, paraît avoir été la seule interruption régulière de sa santé, bonne du reste. L'appétit ne laissa jamais rien à désirer, la digestion et les selles étaient régulières. Le patient niait complétement l'usage habituel de l'eau-de-vie, de même que toute infection syphilitique. Il prenait volontiers tous les jours du lait et du cidre, mais, par contre, avait peu de goût pour la viande. Il prétend avoir remarqué, déjà depuis six à sept ans, une proéminence du ventre augmentant d'une façon continue et presque sans douleur et avait ressenti de temps en temps des picotements à l'épigastre et dans le ventre. Dans les dernières années, le volume et la proéminence du ventre avaient dû rester stationnaires. L'œdème des jambes manquait auparavant, mais parut bientôt. Les selles étaient un peu retardées, les fèces moulées et d'une couleur ordinaire. L'urine était d'abord abondante et claire; plus tard peu

(1) Berliner klinische Wochenschrift, année 1867, n° 29, p. 299.

abondante et foncée. Le patient ne peut rien préciser sur l'époque de ce changement de quantité et de couleur. L'été dernier, il fut atteint d'un érysipèle de la face qui suivit une marche heureuse et légère. La toux, qu'il avait déjà auparavant, est devenue dans les derniers temps plus opiniâtre ; la sécrétion modérée et filante ne pouvait être expectorée qu'avec peine. Le patient est même disposé à attribuer la production d'une hernie aux efforts de la toux. Une chute sur l'épigastre, qu'il a faite quatorze jours avant la Saint-Martin de l'année passée, a produit une interruption dans cette manière de vivre. Il n'a pas perdu connaissance, il est vrai, mais il a eu de forts vomissements, et il s'est plaint outre cela, pendant plusieurs jours, de douleurs très-fortes et d'une constipation de quatre jours. Le cinquième après la chute, on vit apparaître une quantité considérable de fèces dures et en même temps du sang foncé, comme carbonisé. Des selles semblables, mélangées d'abord avec des matières fécales graisseuses, puis liquides, se renouvelèrent encore pendant trois semaines, le patient gardant le lit pendant ce temps, se plaignant de douleurs dans le ventre, mais ne remarquant aucun autre trouble dans sa santé. Trois semaines auparavant il avait remarqué un œdème des jambes qui s'éleva rapidement à la hauteur qu'il a atteinte à présent. L'urine était en même temps encore en quantité moindre et plus foncée.

État actuel. Le patient est de taille moyenne. La couleur de la peau est pâle, de même que celle de la muqueuse des lèvres ; les joues sont un peu colorées. *Pas de coloration ictérique de la peau qui est fine et dépourvue de graisse, ni de la sclérotique.* Système musculaire modérément développé. Enduit léger de la langue. *Fort œdème des jambes ;* le scrotum et le pénis non œdématiés ; pouls à 96, petit. Pas d'engorgement ganglionnaire. Les veines jugulaires, un peu élargies, avec de faibles ondulations, sans dilatation expiratoire appréciable. Testicules sains. A l'anus, une petite tumeur hémorrhoïdale. Proéminence considérable du ventre, particulièrement du segment supérieur. La conformation générale du thorax symétrique, peut-être un peu plus voûté à droite. Les mouvements respiratoires paraissent également plus prononcés à droite qu'à gauche. La respiration est calme et se produit particulièrement selon le type costal. Du reste, il n'y a rien de remarquable du côté des organes respiratoires. Les battements du cœur, de même que la sensation du choc, sont appréciables au niveau du cinquième espace intercostal à l'endroit normal. La matité du cœur de grandeur ordinaire. Les tons sont purs. La matité du foie commence sur la ligne mammaire, à la sixième côte. Le foie dépasse l'arc costal de la largeur d'une main. On sent, dans la région du foie, que la résistance est augmentée, et, par places, des masses de la tumeur dures comme de la pierre. Le bord tranchant du foie est appréciable sur la ligne mammaire par une pression légère, et à l'épigastre seulement par une palpation profonde. Une pression légère à l'épigastre donne une sensation de résistance diminuée plutôt qu'augmentée. A la palpation profonde, on sent non-seulement le bord épaissi remontant dans la profondeur, mais encore des parties très-dures de la tumeur, présentant sur la surface des dépressions et des proéminences en partie saillantes, en partie aplaties. Le son de la percussion sur la tumeur est creux, avec un timbre tympanique. Les masses de la tumeur, qui dépendent évidemment du foie et qui en émanent, se déplacent dans l'inspiration et l'expiration. Le ventre, dont les parois sont fortement œdématiées, donnent partout, dans les parties correspondantes, un son plein, un degré plus élevé à gauche qu'à droite. Pas de fluctuation appréciable. La rate n'est pas augmentée, elle est inaccessible à la palpation. L'urine, rouge foncé, très-albumineuse, sans matière colorante de la bile, renferme des cylindres hyalins et des épithéliums graisseux. On découvrit pendant le temps de l'observation que le patient avait eu la fièvre continuellement, quoique à un degré très-faible. La température du matin avait, dans les mesures faites assez fréquemment, de 37°,2 à 37°,9 C.; la température du soir fut une fois de 37°,3; elle était ordinairement de 38°,2 et 38°,4 et monta une fois à 39°,2 C., mesurée dans le rectum, sans qu'on pût trouver la cause de cette élévation de température.

Le pouls dépassa rarement la fréquence normale, ainsi que la respiration. Pendant longtemps, l'état général et l'appétit furent bons, si ce n'est un dégoût insurmontable pour la viande. Toutes les fonctions s'accomplissaient sans troubles. Le sommeil était fortifiant. Seulement, la locomotion était difficile, en partie à cause d'un fort œdème, et, à cause de cela, le patient était toujours au lit. Une diminution continuelle des forces se montrait. L'albumine de l'urine ne diminuait pas : l'urine restait foncée. De temps en temps, le malade se plaignait de douleurs pongitives dans le ventre et dans la région du foie. L'œdème des jambes augmenta graduellement et atteignit enfin le scrotum et le pénis, de sorte que la diurèse était empêchée. Le patient demandait continuellement un soulagement à son hydropisie. Comme il devenait de plus en plus immobile, la tension et la susceptibilité de sa peau atteignirent un degré tel qu'on fit des scarifications, le 30 avril 1866, à la peau des extrémités inférieures pour vider l'œdème très-abondant, ce qui réussit en très-grande partie, après la répétition fréquente des incisions. Déjà auparavant, il était survenu de l'irrégularité dans les selles ; des diarrhées très-fortes et profuses succédaient à la constipation, mais l'abattement des forces fut certainement hâté par le sang rendu abondamment avec les selles diarrhéiques. Le sang colorait les matières fécales en rouge, et parfois il était si abondant qu'il se coagulait au fond du vase de nuit en un gâteau sanguin. La perte des forces augmenta, et la mort survint le 21 mai 1866.

Le traitement fut purement symptomatique.

Autopsie. Le corps, de grandeur moyenne, amaigri. La rigidité cadavérique a disparu. Hypostase peu prononcée, taches cadavériques isolées sur le ventre et sur les extrémités inférieures. OEdème considérable des jambes et des parois abdominales pauvres en graisse et en muscles. Dans la veine jugulaire interne, un caillot sanguin presque incolore, à côté d'un sang très-fluide, d'un rouge sale. Muqueuse de la trachée rouge. Les bords du poumon sont en rapport avec le péricarde. Les poumons ne sont pas hypertrophiés. Sur les bords des poumons, une ectasie alvéolaire limitée. Parenchyme pulmonaire peu pigmenté, renfermant peu de sang, ne présentant nulle part de traces d'une maladie récente ou ancienne.

Pas de liquide dans le péricarde. Le cœur est flasque et atrophié. Dans le ventricule gauche un caillot mou et noir; dans le cœur droit un caillot fibrineux décoloré. Les bords de la valvule mitrale recouverts d'excroissances globuleuses, du reste fine et suffisante ainsi que les valvules de l'aorte un peu fenètrées. Sur la paroi interne de ces dernières on voit un commencement d'adhérence.

La voûte crânienne, le cerveau et les méninges ne présentent rien de remarquable.

Dans la cavité abdominale, pas d'épanchement libre. Élévation du diaphragme. Intestin peu rempli, aplati par places, peut-être un peu rétréci. Muqueuse de l'estomac pâle, ainsi que celle de l'intestin, qui renferme des matières fécales liquides, grises, à côté de matières moulées et colorées par la bile. Dans l'S iliaque et le rectum les lieux d'embouchures des ganglions de la muqueuse intestinale sont marqués par un bord plus foncé. Réseaux veineux de la partie inférieure de l'intestin élargis en partie. Vessie distendue, dépassant le pubis. Rate longue de 4 pouces, large de 3 et demi à 4, épaisse de 1 et demi à 2 pouces; son enveloppe est lisse et tendue; quelques rainures. Le parenchyme ferme et sec, d'un rouge de chair, foncé dans les couches périphériques, d'une couleur rouge-grise au milieu; au bout d'un certain temps la coloration est uniforme, semblable à celle de la viande fumée. La coupe est lisse, pauvre en sang, avec un brillant particulier, lardacé. L'examen microscopique démontra une dégénérescence amyloïde. Reins augmentés en longueur et en épaisseur, lobés par quelques rétrécissements. La capsule est facilement isolable et lisse. On voit à la surface interne quelques glomérules plus grands avec dégénérescence amyloïde et un grand nombre de cavités remplies de liquide, qui s'affaissent lorsqu'on les pique et se présentent comme le premier degré de développement de ces kystes. La substance corticale, colorée en gris et sèche, tranche sur les pyramides, qui sont en forme d'éventail et colorées en rouge. A la coupe, on remarque un brillant lardacé, principalement par le dépôt de fines granulations gélatineuses semblables à des grains de gravelle. Des tranches fines, traitées par l'iode et l'acide sulfurique, présentaient une coloration bleu-violet de la paroi des vaisseaux (dégénérescence amyloïde).

Le foie pesait à l'état frais 10 livres et demie, la plus grande largeur mesurait 25 centimètres, la plus grande longueur 27 à 28 centimètres, la plus grande épaisseur 11 centimètres, la plus grande longueur du lobe gauche du foie, 16 centimètres. Tandis que toute la partie inférieure, et en partie la postérieure du lobe droit présentaient les qualités propres au parenchyme normal du foie, tout le lobe gauche était altéré. Le bord inférieur est énormément épaissi depuis la dépression de la vésicule biliaire, dur comme une pierre et parsemé de tubérosités isolées, plus ou moins nettement limitées, ne faisant pas saillie au-dessus du niveau du foie, devant pourtant être considérées comme telles, parce que les parties du lobe gauche, situées à leur niveau, ont disparu dans la formation d'un sac fortement fluctuant. Ici le foie était uni et lisse, limité par l'enveloppe du foie qui était épaissie, calleuse et par places cartilagineuse. Déjà on avait trouvé dans le foie, examiné superficiellement, de pareilles altérations, non-seulement dans tout le lobe gauche mais encore dans les lobules de Spigel et carré, de même que dans la partie postérieure du lobe droit. La vésicule biliaire n'était pas trop distendue par une bile épaisse et d'un brun foncé. A l'incision de la capsule, épaissie par un dépôt calleux et adhérent et fortifiée par des tissus de diverses consistances, il sortit d'une cavité un liquide sale, jaune, purulent, crémeux. La quantité fut de trois chopines environ, et il y avait en suspension des débris transparents, très-nombreux, gélatineux et vitrés, qui se présentaient sous le microscope sous la forme de membranes sans structure, lamelleuses et stratifiées, disposées en couches. On vit outre cela des détritus et des vésicules graisseuses; pas de cristaux ni autres parties constituantes spécifiques. On ne trouva pas de très-petites vésicules d'échinocoques.

La cavité était à peu près sphérique, de la grandeur d'une tète d'enfant environ, et quelques endroits échancrés avaient un diamètre de 10 à 11 centimètres. La surface intérieure ressemblait d'une façon éloignée, par la couleur et l'aspect de son enveloppe molle et d'un jaune verdâtre, à un fromage à trous fins et à surface de cassure irrégulière. Des proéminences saillantes de diverses grandeurs et étendues alternaient avec des échancrures inégales paraissant comme rongées. Les trous ont la forme d'un point ou la grandeur d'un pois, et sont vides ou remplis par la masse gélatineuse qui se compose de membranes diversement repliées et se laissant facilement retirer de leur cavité avec une pince. La trame de ce produit aréolaire était constituée par un tissu criant sous le scalpel, ne s'affaissant pas, dur et composé de faisceaux blanchâtres distincts. La tumeur tout entière tranchait nettement sur le parenchyme du foie mais était difficilement séparable de ce dernier. A la coupe, on rencontre un système d'alvéoles à parois lisses et remplies par la matière gélatineuse qui communiquaient les uns avec les autres d'une façon évidente. On ne trouve nulle part d'excavations isolées plus grandes. Dans les parties périphériques de la tumeur qui touchaient au tissu normal du foie, s'insinuaient quelques protubérances de la grandeur d'un lobule isolé du foie qui étaient limitées par des stries étroites, demi-transparentes, d'un blanc mat en forme d'ilots. La partie saine du lobe droit présentait une résistance augmentée, une coloration gris-brunâtre et une richesse de sang contrastant avec la pauvreté générale en sang. La structure acineuse était visible, aussi bien que quelques orifices de vaisseaux. Une recherche entreprise plus tard donna les résultats suivants : la tumeur tout entière était donc en forme de sphère, et les excroissances isolées, qui s'insinuaient dans le tissu sain du foie, se rapprochaient de la forme de segment d'une sphère. — Sur la surface d'une coupe on trouva des bandelettes irrégulières de 1 à 2 millimètres d'épaisseur, disséminées, peu nombreuses, et qui présentaient des stries d'un blanc mat. Ces productions, en partie arrondies, en partie en forme de bâtonnet, donnaient des rameaux sortant bientôt à angle aigu, tantôt en arc. Elles devaient être considérées comme d'anciens vaisseaux remplis de masses exsudatives. Au milieu de tout cela on trouva encore par-ci par-là des orifices ouverts de petits vaisseaux. La veine cave inférieure touchait en deux endroits vers le côté gauche à la cavité décrite plus haut et était là un peu élargie, tandis que d'ordinaire elle était logée dans la masse de la tumeur et aplatie par cette dernière. Le vaisseau était perméable. La veine porte s'enfonçait dans la tumeur dans une direction verticale et se divisait après un trajet de 2 pouces dans son épaisseur. Le tronc principal présentait un large calibre dans sa longueur. La veine droite sus-hépatique était large au point de son embouchure dans la veine cave et se laissait poursuivre assez loin. Dans son passage, elle donnait beaucoup de branches collatérales. Sur la paroi interne de cette veine et sur celle de la veine cave inférieure elle-même, on trouva quelques dépôts mats, plats, blanchâtres. On pouvait à peine trouver de traces de la veine sus-hépatique gauche, elle était complétement altérée au milieu de la masse de la tumeur et remplie de cordons vermiculaires d'échinocoques.

Les artères étaient perméables, non moins que les conduits biliaires qui se laissaient poursuivre assez loin. Les parois des plus grands conduits biliaires montraient l'ensemble caractéristique propre aux conduits cellulaires d'une façon si évidente, qu'une confusion avec les parois vasculaires était impossible.

Examen microscopique. — Le stroma fibreux paraît composé de faisceaux de tissu conjonctif serrés, ondulés, contenant des molécules graisseuses et du pigment de la bile logées entre elles. Les infarctus de la bile étaient placés plutôt dans les parties périphériques et donnaient la réaction caractéristique avec l'acide azotique. Partout où le parenchyme du foie était intact, les cellules hépatiques ne laissaient voir aucun écart de l'aspect normal. Dans les parties situées à la périphérie de la tumeur où se trouvaient des *élévations* jaunâtres, en îlots séparés du reste du parenchyme par des bandelettes demi-transparentes, on trouva dans les bandelettes elles-mêmes et entre le parenchyme un fort développement de tissu interlobulaire ; quelques fibres élastiques étaient entremêlées avec les fibrilles conjonctives. Les cellules hépatiques logées entre les bandelettes étaient fortement colorées en jaune, plus petites qu'à l'état normal, flétries, mal conformées, et renfermaient beaucoup de granulations. On ne trouvait aucune trace de la texture du foie ; dans la masse principale de la tumeur, on a trouvé des cristaux d'hématoïdine et des tablettes de cholestérine, mais rarement. Les bouchons gélatineux extraits des alvéoles furent reconnus comme des membranes d'échinocoques, plissées de diverses manières, caractérisées par la structure en couches bien connues. Pendant l'observation de deux vésicules bien conservées, situées tout près de a périphérie, on vit se dessiner d'une manière confuse des figures qui présentaient la plus grande ressemblance avec des têtes d'échinocoques. Mais les crochets manquaient, et, comme l'on n'a jamais pu réussir, malgré beaucoup de soins et plusieurs recherches, à retrouver ces derniers isolés et libres, nous n'avons pas pu considérer avec certitude ces productions comme des scolices.

OBSERVATION XV (Ott) (1).

Histoire de la maladie. — Caspar Luppe, né en 1793, boulanger et garde forestier, jouissait d'une bonne santé et d'une forte constitution. Son emploi et le plaisir de la chasse le menaient souvent dans la forêt. Il ne prenait pas régulièrement d'alcooliques et jamais en excès. Il devait être un plus grand mangeur, et cela jusqu'à sa fin. Sa digestion était très-régulière, si on ne tient pas compte de pyrrhosis répétés et d'une disposition à de fortes éructations. La constipation ne se montrait que lorsqu'il manquait de mouvement. Il se plaignait souvent de maux de tête. Pendant l'été de 1857, le patient fut atteint d'un ictère assez fort, qui, d'après les renseignements de sa fille, fut accompagné de troubles gastriques et disparut après quatre ou cinq semaines. L'urine était en même temps brune, et le linge coloré en jaune par la sueur. Après cela, le patient était redevenu de nouveau bien portant et propre au travail, quand, en 1859, il éprouva une légère attaque d'apoplexie sans perte de connaissance, sans paralysie persistante, qui disparut sans laisser de traces. Mais sa fille remarqua que, depuis ce temps, il était maladif et valétudinaire. Son teint brunâtre de bonne santé devint cachectique, terreux, et il maigrissait; d'un autre côté, *sa peau était et resta libre de toute coloration ictérique.* La maladie du foie ne fut pas remarquée par le malade lui-même, mais les assistants et son médecin ont remarqué que son côté droit était plus développé et fortement proéminent et qu'il était obligé d'appuyer la main droite contre le côté droit pour marcher droit.

M. le Dr Frank trouva, dans un examen de la région hépatique, une augmentation et une induration considérable du foie qui ne présentait pas partout la même résistance, quoique sa surface fût plane. Le bord était irrégulier, inégal, mais sans grandes saillies. Si la fluctuation a été perceptible à un moment, il n'est plus possible

(1) Berliner klinische Wochenschrift, année 1867; n° 30, p. 311.

de le constater exactement. Le malade ne se plaignit ni ne sentit jamais de douleurs dans la région du foie. Quelques mois avant la mort, les jambes commencèrent à enfler principalement au niveau des malléoles, et l'œdème ne disparaissait jamais complétement même la nuit, pourtant il n'a pas atteint un haut degré. On n'a jamais trouvé d'ascite. L'urine aurait été rouge-brun, mais sans être troublée par des nuages. Aucune hémorrhagie n'a eu lieu dans un organe quelconque. Les symptômes de maladie du poumon ou du cœur ont toujours manqué. Pendant que le patient était ainsi de plus en plus faible, sans pourtant rester complétement au lit, six semaines avant sa mort il fut de nouveau frappé d'une attaque d'apoplexie; et, quand celle-ci eut également disparu, une dernière et plus forte attaque survint le 24 novembre 1861 et amena la mort.

Autopsie. — A l'ouverture du crâne on trouva une extravasation de sang très-étendue, au voisinage de la substance grise avec destruction de la substance du cerveau. On trouva à l'examen du foie une tumeur multiloculaire.

Le foie, qui conservait sa forme dans les parties principales, était excessivement augmenté de volume. La plus grande largeur était de 37 centimètres, dont 27 pour le lobe droit et 10 pour le gauche; la plus grande largeur de 28 centimètres et la plus grande épaisseur de 16 centimètres. Ce qui frappait, c'était une coloration inégale de la surface qui paraissait dans quelques endroits d'un brun foncé ou même noirâtre, et dans les autres endroits présentait une coloration plus rouge. La surface n'était pas complétement lisse, mais le bord supérieur mousse ainsi que le bord inférieur tranchant du lobe droit du foie étaient, dans une étendue de la largeur d'une main, parsemés d'éminences arrondies de volume variant depuis celui d'un pois jusqu'à celui d'une noisette, en partie fermes et jaunâtres, en partie grisâtres, et ressemblaient à des vésicules avec un contenu transparent. L'enveloppe du foie était transformée en une capsule considérablement épaissie par plusieurs dépôts qui présentaient une forte fluctuation. Le lobe gauche du foie était complétement normal, excepté son bord antérieur qui était un peu plus mousse. La capsule de Glisson était trouble d'une façon diffuse, et la surface inégale épaissie surtout à gauche et en arrière. Dans une coupe passant par le lobe droit on trouve deux cavernes : une plus grande arrondie en arrière et en haut de plus de 10 centimètres de diamètre, et une autre plus petite, arrondie en avant et en bas, de 8 centimètres de diamètre environ. Les cavernes étaient remplies d'un liquide sale, jaune-rougeâtre, crémeux, dans lequel on trouva sous le microscope des masses de détritus finement granulées. De grandes vésicules graisseuses, quelques tablettes de cholestérine, une grande quantité de corpuscules arrondis, assez réguliers, qui ressemblaient aux corpuscules calcaires qu'on trouve ordinairement avec les échinocoques, et enfin des cristaux d'hématoïdine et un pigment amorphe identique à ces derniers, en quantité à peu près égale ; on ne put pas découvrir les crochets des échinocoques. Une cloison, qui avait le même aspect troué que le parenchyme du voisinage que nous décrirons plus loin avec plus de détails, séparait les deux cavernes.

Cette cloison s'étendait obliquement d'avant et d'en haut, en arrière et en bas, et en quelques endroits elle avait plus d'un pouce d'épaisseur. Il n'y avait pas de communications entre les deux cavernes, mais il est probable que le système de vacuoles traversant la cloison formait une communication, quoiqu'on n'ait pas réussi par l'insufflation d'air dans les vacuoles à mettre cette dernière en évidence. La caverne postérieure s'étendait dans le lobe gauche du foie, environ 1 pouce au delà des ligaments suspenseurs du foie.

La surface intérieure des deux cavernes présentait un aspect aréolaire et crevassé. Les aréoles étaient formées par des enfoncements assez profonds, nettement limités, arrondis, de grandeur très-variable; les cloisons, de leur côté, par une masse assez consistante, d'un jaune sale. Dans ces dernières, on voyait des infarctus de bile plus ou moins grands, ainsi que des masses incrustantes, d'un rouge clair de cinabre, qui se présentaient à l'examen microscopique, comme formées presque entièrement par des cristaux d'hémotoïdine. Dans les autres endroits la surface était plus lisse, d'un aspect mamelonné, parsemée d'un petit nombre d'enfoncements. En dehors et à droite, les parois étaient formées par une couche ayant environ 1 quart de pouce d'épaisseur (tissu hépatique en atrophie graisseuse), qui était parsemée en divers endroits de cavités cystoïdes, plus ou moins grandes, ainsi que de cavernes plus grandes remplies de concrétions biliaires, d'un vert foncé. On a toujours pu détacher une membrane fine de la surface interne des kystes.

La cloison des deux cavernes consiste en un tissu uniforme alvéolaire, colloïde et fasciculé.

Les éminences déjà citées plus haut, situées immédiatement audessous de l'enveloppe péritonéale du lobe droit, étaient distendues à l'état frais, en partie par un liquide plus ou moins clair, et laissaient alors percevoir très-facilement la fluctuation, en partie rem plies d'une substance plus consistante. Toutes renfermaient un contenu en forme de bouillie, de consistance et de couleur variables (couleur d'ocre orangé, ou se rapprochant de celle de la bile) et u e membrane en partie hyaline, en partie plus ou moins imprégnée, le plus souvent diversement plissée. On pouvait reconnaître en divers endroits que ces excavations superficielles étaient en communication directe avec le sac principal, par des canaux fins pouvant être traversés par une soie. On trouva également à gauche qu'au voisinage des cavernes, le tissu du foie était parsemé jusqu'à une assez grande profondeur des excavations mentionnées et des membranes d'échinocoques qu'elles contenaient. La face inférieure du lobe droit présentait à gauche de la vésicule biliaire le lobule quadrilatère normal qui a même encore sa forme. Le lobule de Spigel était en général très-peu modifié quant à son siége et à sa forme, mais pourtant un peu augmenté, et au lieu d'être triangulaire et émoussé, plus arrondi et ovalaire. Il était très-sensiblement spongieux, pâle dans toute sa masse, et présentait une structure particulière au lieu de présenter un aspect analogue à celui du foie. Il était constitué par des trabécules fines et des lacunes irrégulières, et ces dernières étaient remplies de membranes gélatineuses d'échinocoques. Il n'y a nulle part d'agrégations en bouillie du tissu hépatique d'une façon évidente, et le lobule tout entier ressemblait plutôt aux parois des grands kystes, où la destruction ne s'est pas encore accomplie. C'est ce qui donnait cet aspect particulier ganglionnaire, qui, au premier abord, pouvait facilement faire admettre que c'était un des ganglions adhérents au foie, isolé et traversé par des cordons d'échinocoques. L'hypothèse de la tuméfaction d'un seul ganglion, sans tuméfaction concomitante des ganglions voisins, ne parut pas être fondée. Il ne put rester aucun doute quand la continuation directe du tissu du lobe droit du foie avec cette production fut devenue évidente sous la forme de concrétions biliaires en cordons, placées dans les conduits biliaires imperméables et communs aux deux parties. Le tronc de la veine porte était normal, ainsi que ses parois, aussi loin qu'elles purent être suivies. Cependant les cavités, à pores excessivement fines et remplies de masses d'échinocoques, s'étendaient immédiatement jusqu'à ses parois. La veine cave inférieure présentait au contraire, sur ses parois adhérentes au foie, de nombreuses éminences mamelonnées plus ou moins grandes, qui, par une incision, se montraient produites par des vésicules d'échinocoques placées derrière les parois. On trouvait encore à leur niveau, sur les parois veineuses, des pertes de substance rondes, dépassant le volume d'une tête d'épingle, qui menaient aux sacs d'échinocoques déjà mentionnés.

Examen microscopique. — A chaque coupe on rencontrait un réseau de cavités tapissées par une membrane d'échinocoques délicate, qui présentait distinctement une structure lamelleuse, quoique composée seulement d'un petit nombre de couches. Les parois extérieures des alvéoles étaient composées de bandelettes de tissu conjonctif, tandis que le parenchyme du foie, proprement dit, avait disparu partout par compression. Quoique pendant la vie les membranes d'échinocoques fussent appliquées exactement aux parois des alvéoles, on les trouva flétries et rétractées à divers degrés. La conséquence de cela était qu'elles faisaient saillie dans l'intérieur de l'alvéole, sous forme de replis ou de cordons, ou qu'elles divisaient l'alvéole à la manière d'un diaphragme. Dans les parois des membranes des sacs d'échinocoques, on pouvait aussi reconnaître quelquefois une structure alvéolaire, par une coupe mieux exécutée. On ne put pas découvrir de vésicules-filles proprement dites, à dimensions plus petites. On trouva au contraire des scolices nombreux dans les éminences mamelonnées et superficielles mentionnées déjà si souvent, qui, à l'état frais, étaient le prototype des plus petites vésicules d'échinocoques. Quelques-uns de ces scolices étaient calcifiés, et pour les éclaircir il a fallu agir avec de l'acide acétique. La forme extérieure de ces scolices ressemblait à un enfant au maillot, avec la tête au dehors, tantôt avec, tantôt sans crochets, tantôt avec un rétrécissement entre la partie antérieure et la partie postérieure, tantôt sans ce rétrécissement, ou bien ils étaient sphériques avec la tête cachée. A la partie postérieure du corps de la plupart des scolices pendaient des lambeaux fins rayonnés, débris de leur insertion au lieu de leur naissance.

Les mesures furent les suivantes : le scolex entier étendu avait 0,180 millim. de longueur (de l'extrémité de la tête au rétrécissement de la partie antérieure du corps, 0,105 millim. ; de là, à l'extrémité de la partie postérieure du corps, 0,075 millim.), et 0,102 millim. de largeur dans l'endroit le plus large. Les ventouses étaient longues de 0,039 millim., et larges de 0,027 millim. Un crochet isolé mesurait 0,018 de longueur (justement donc $^1/_{10}$ de la longueur du corps), 0,010 millim. de l'apophyse à la pointe du crochet, et 0,008 millim. de la racine à l'apophyse. Le crochet était large de 0,003 millim., tandis que dans l'endroit où est placée l'apophyse, il avait

0,006 millim., de sorte que l'apophyse du crochet, séparée par la pensée du support, avait 0,003 millim. de longueur.

On rencontra en outre, dans quelques endroits, au milieu des membranes d'échinocoques, des productions claires ne se transformant pas par l'addition d'acide acétique; c'étaient les corpuscules amyloïdes d'échinocoques des auteurs.

OBSERVATION XVI (Scheuthaner) (1).

Le corps est petit, maigre, la face, présentant un ictère intense, est en même temps cyanosée; les cheveux d'un brun foncé, les pupilles également dilatées, le cou court et épais, le thorax voûté, sa partie inférieure surtout à droite, proéminant en avant, par le soulèvement des espaces intercostaux; les mamelles petites et flétries, le bas-ventre énormément distendu et fluctuant, l'ombilic renversé en un sac hémisphérique et fluctuant; dans le côté gauche de l'épigastre on trouve la cicatrice d'une ponction.

La voûte du crâne, à parois épaisses, compactes; la dure-mère modérément distendue; dans le sens longitudinal supérieur, il y a du sang légèrement coagulé. Les méninges internes, infiltrées de sérosité, et épaissies le long des vaisseaux, présentent des granulations de Pacchioni près du sinus longitudinal supérieur; le cerveau est mou, humide, anémique; dans le ventricule, quelques drachmes de sérum clair, de couleur ictérique.

Le corps thyroïde est dur, augmenté de volume par un parenchyme ganglionnaire de nouvelle formation, aplati, et présentant la dégénérescence colloïde; la muqueuse de la trachée est pâle, enduite d'un peu de mucus; le diaphragme se trouve à droite, à la hauteur de la quatrième côte, à gauche, à celle de la cinquième; dans chaque cavité pleurale on trouve plus d'une livre de liquide clair et jaune. Les deux poumons sont adhérents à la circonférence postérieure et inférieure, à cellules épaisses, pauvres en sang et en substance, riches en pigment. Ils renferment de l'air, à l'exception de la partie inférieure du lobe supérieur droit, qui était comprimée, bleu grisâtre, légèrement indurée; ils portaient dans la périphérie des tumeurs depuis le volume d'une noisette jusqu'à celui d'une noix environ. Ces tumeurs renfermaient de la gélatine jaune-grisâtre,

(1) Medizinische Jahrbücher. Wien, 1867, vol. XIV. Fasc. 4, p. 18.

dans des espaces arrrondis, du volume d'un grain de millet, d'un réseau de tissu conjonctif à fibres solides ; ces espaces étaient nombreux et serrés les uns contre les autres.

Le péricarde contient quelques drachmes de sérosité ; le cœur est flasque, contenant dans sa cavité du sang fluide, d'un rouge cerise ; les franges de la valvule bicuspide, à son bord libre, sont un peu épaissies ; cependant elle est suffisante.

Dans la cavité abdominale, on trouve un liquide du poids de 10 livres, de couleur ictérique, entremêlé de flocons d'exsudation ; le péritoine est couvert de pseudo-membranes, à mailles minces et imbibées de sang.

Le foie est adhérent d'un côté au diaphragme par des cordons amincis, et de l'autre côté au côlon transverse. Le lobe gauche, mesurant de droite à gauche 4 pouces, de haut en bas 12 pouces, est flasque, modérément pourvu de sang de couleur ictérique ; le lobe droit présente de la fluctuation, sous une pression un peu forte ; il mesure d'avant en arrière 11 pouces, de gauche à droite 15 pouces et demi, de haut en bas 12 pouces et demi, s'étendant depuis la quatrième côte jusqu'à peu près un pouce au-dessus de la crête iliaque droite. A la coupe, on voit le lobe droit transformé en un sac dont les parois ont une épaisseur de 1 pouce et demi à 2 pouces, sans la capsule péritonéale aréolée, d'une dureté presque cartilagineuse et d'une épaisseur de 1 ligne et demie à 2 lignes ; ces parois laissent distinguer deux couches, une interne et une externe. La couche externe, plus large, présente, dans quelques endroits de la face antérieure, des bosselures arrondies, du volume d'un œuf de poule. Cette couche consiste en une masse de tissu conjonctif, modérément dure, cartilagineuse dans quelques endroits seulement, parsemée de cavités tellement nombreuses, que les cloisons les plus larges qui séparent deux cavités dépassaient à peine la largeur d'une demi-ligne. Ces cavités sont de volume variable, depuis celui d'un grain de pavot jusqu'à celui d'un pois, arrondies ou anfractueuses, isolées ou communiquant entre elles, ne présentant aucun ordre, par rapport à leur volume, et à parois lisses. Dans ces cavités se trouve de la gélatine jaune-grisâtre, transparente, assez facile à exprimer. La couche interne présente des contours irréguliers vers la couche externe, et encore plus vers la cavité ; elle est d'une couleur ictérique intense elle montre au dehors une structure qui est encore analogue à celle de la couche externe, mais en dedans elle est tout à fait devenue une pulpe molle, avec des lambeaux qui proéminent dans la cavité. Cette pulpe est imbibée du contenu de la cavité, qui pèse 4 livres. Ce contenu consiste en un liquide brun-verdâtre, trouble et épais, qui donne un riche dépôt d'une poudre jaune-rougeâtre. De la capsule péritonéale, qui couvre la face antérieure du lobe droit, part un cordon de tissu conjonctif d'une longeur de 6 pouces, de l'épaisseur d'un fil contourné, qui, à la distance de 4 pouces de sa base, porte une masse arborescente longue de 2 pouces, et finit par un appendice long de 4 pouces, large de cinq quarts de pouce, d'une forme ovale (en forme de bourse), et consistant en tissu conjonctif lâche. L'excroissance arborescente, de même que quelques excroissances péritonéales analogues, qui se trouvent sur la paroi antérieure du ventre et sur la paroi postérieure de l'utérus, montre à la surface et à la coupe les cavités de tissu conjonctif remplies de gélatine, dont nous avons parlé à plusieurs reprises. Le lobe de Spigel, augmenté presque jusqu'au quadruple, présente à la surface un agrégat de vésicules dépassant le volume d'un pois et remplies de gélatine; le lobe carré, refoulé à gauche par le lobe droit, et augmenté de volume presque jusqu'au double, présente la même structure que le lobe gauche. Le poids total du foie, après l'évacuation du contenu liquide dont nous avons parlé, est de 15 livres et 2 demi-onces.

Dans la vésicule biliaire, il y a peu de bile, d'un jaune pâle, très-visqueuse. Le col de la vésicule biliaire est allongé, mais il est, ainsi que le conduit cystique, cholédoque et hépatique, complétement perméable jusqu'au hile du foie. Leur muqueuse est lisse et pâle, leur calibre est normal. Tout près du hile et au-dessous, la paroi antérieure du conduit hepatique est un peu repoussée vers la cavité par les masses de gélatine du foie sus-mentionnées; plus en haut la paroi elle-même est transformée en ces masses; cependant sa cavité est encore conservée, de sorte que la sonde peut avancer jusqu'à 2 pouces et demi dans le conduit biliaire. La veine porte et la veine cave inférieure sont peu dilatées; les veines de la paroi antérieure du ventre sont assez fortement dilatées; tous ces vaisseaux renferment un sang fluide, d'un rouge de cerise. Les vaisseaux lymphatiques du ligament hépatico-duodénal présentaient une dilatation peu considérable, mais uniforme (cylindrique). On a cherché en vain des vaisseaux lymphatiques en forme de chapelet et des masses gélatineuses dans ces vaisseaux. Les ganglions lymphatiques de la région lombaire étaient gonflés et hyperémiés.

La rate est augmentée juqu'au triple, rouge brunâtre, solide ; sa capsule très-épaissie, de dureté cartilagineuse.

L'estomac et les intestins sont modérément distendus par des gaz;

leur muqueuse est pâle; dans la cavité de l'estomac on trouve des débris d'aliments; les intestins renferment des matières fécales presque incolores, en bouillie peu épaisse. A l'endroit de la cicatrice de la ponction, on trouve plusieurs anses de l'iléon tellement adhérentes par des pseudo-membranes qu'elles ont pu conserver entre elles une petite quantité de sérum comme dans un kyste.

Les deux reins sont durs, de couleur ictérique, anémiques. Dans la vessie, on trouve quelques onces d'urine brun clair. L'utérus est augmenté de volume, à parois épaissies, dures; les parois de ses vaisseaux sont rigides; sa muqueuse est pâle; il y a beaucoup de mucus dans la cavité du col; les ovaires très durs, très-ridés; dans le gauche, on trouve un «corpus albidum»; les trompes sont libres.

Le sac de la hernie ombilicale est en large communication avec la cavité abdominale; il ne renferme que du liquide.

L'examen microscopique fait voir dans les tumeurs des poumons, dans les excroissances arborescentes du foie et du péritoine, dans le lobe droit du foie, dans le lobe de Spigel et le lobe carré, un tissu conjonctif fibrillaire, parsemé de réseaux de corpuscules de tissu conjonctif, formant la paroi des excavations. La gélatine consiste en vésicules en partie arrondies, en partie irrégulières, avec des couches nombreuses de chitine et une membrane de parenchyme parsemée de réseaux de tissu conjonctif à larges fibres, et couverte de corpuscules calcaires, stratifiés et non stratifiés, et de cristaux d'hématoïdine. La plupart des vésicules étaient affaissées, en partie même tombées en détritus; seulement très-peu d'entre elles portaient des têtes de tænias, pourvues de couronnes de crochets. Comme je connais les plaintes très-fondées sur la perte de temps qu'on a à chercher les têtes de tænias d'un échinocoque multiloculaire, je veux communiquer la méthode du professeur Wedl, pour être agréable aux chercheurs de l'avenir. On met un morceau de l'échinocoque multiloculaire pendant quelque temps dans l'alcool affaibli; en moins d'un quart d'heure j'ai trouvé une tête de tænia, après avoir versé le dépôt, tandis qu'auparavant j'examinais en vain plus de cinquante morceaux. Dans le liquide contenu dans la cavité du foie, on a vu au microscope du pigment biliaire, de l'hématoïdine, des cristaux d'acide margarique. L'examen chimique a montré des acides biliaires, du pigment biliaire et de l'albumine.

OBSERVATION XVII (Schrötter) (1).

Joseph R......, âgé de 29 ans, sommelier à Gaudenzdorf, près de Vienne, vient, le 19 décembre 1864, à la clinique du professenr Skoda. Après avoir été toujours bien portant jusqu'à l'âge de 25 ans, il a été atteint à cette époque, sans cause appréciable, d'une inflammation de l'articulation astragalienne du pied droit; cette maladie a duré plusieurs semaines, présentant des rémissions et des recrudescences. Peu de temps après, il y a environ trois ans et demi, il se trouvait à la clinique du professeur Oppolzer pour une maladie qui, d'après la statistique, aurait été un ictère simple, mais qui était accompagnée de douleur dans l'hypochondre gauche; les douleurs ont cédé à des injections sous-cutanées d'atropine.

En avril 1862, il est tombé subitement sans connaissance et sans mouvement, et ce n'est que cinq jours après que la connaissance serait revenue et environ cinq semaines après la possibilité de remuer un peu les membres. Il est enfin arrivé graduellement à une guérison complète. Au milieu de janvier 1864, il fut atteint, sans cause appréciable, d'une toux sèche, qui s'améliorait tant qu'il prenait des médicaments, mais qui revenait plus violente aussitôt qu'il suspendait le traitement. Au milieu de mai, il cracha pendant longtemps un mucus mêlé de sang, et le 3 août, à la suite d'une attaque de toux plus violente, il expectora une vésicule blanche, du volume d'une noisette. Inquiété à la vue de cette vésicule, il se rendit à l'hôpital, où il séjourna dans la division du Dr Kolisko pendant deux mois, durant lesquels il cracha plusieurs fois des vésicules analogues, tantôt isolées, tantôt en groupes de deux ou trois, toujours à la suite d'une forte attaque de toux, seulement et toujours avec la sensation qu'elles se détachaient au-dessous de l'omoplate gauche. Ensuite, après être resté quelque temps chez lui, il vint à la clinique du professeur Skoda, surtout à cause de l'affaiblissement qui augmentait. Depuis le 3 août jusqu'au 19 décembre, dans environ treize ou quatorze attaques de toux, il a craché en tout vingt vésicules. Il prétend que ce n'est que depuis le commencement d'octobre qu'il est sensiblement amaigri. Il souffre depuis peu de chaleurs passagères, avec une transpiration assez abondante.

Etat actuel. Le corps d'une stature moyenne; la constitution assez

(1) Medizinische Jahrbücher. Wien, 1867, vol. XIV. Fasc. 4, p. 31.

faible; il est amaigri; température augmentée; la langue assez sèche; le cou long et mince; le thorax long, étroit et plat, également developpé des deux côtés; les espaces intercostaux assez larges, enfoncés; le bas-ventre n'est pas gonflé, il est souple. L'examen des organes de la poitrine fit constater, au-dessous des deux omoplates, un son qui n'était que modérément plein, plus creux et plus élevé à gauche qu'à droite. Du reste, à droite, en avant et latéralement, le son était clair et plein jusqu'au bord inférieur de la sixième côte; à gauche, au niveau de la deuxième côte, le son est un peu plus plein, et au bord inférieur de la troisième côte il se perd dans le son creux du cœur; latéralement, le son est considérablement plus creux. En arrière et à droite, le son plein s'étendait en bas à une largeur de la main au-dessous de l'omoplate. A la pointe du poumon gauche, le son était plus creux qu'à droite et un peu tympanique, ce qui est devenu de plus en plus distinct. A mesure qu'on descendait, le son diminuait de plus en plus de sa plénitude, de sorte que déjà, vers l'extrémité inférieure de l'omoplate, il est devenu complétement creux. A l'auscultation, on constatait, dans tout le côté droit, en avant et en arrière, le murmure vésiculaire à l'inspiration, l'expiration prolongée et, en outre, dans quelques endroits, des râles à bulles inégales, ne se produisant pas en même temps. A gauche, on entendait, en avant et en arrière, l'inspiration vésiculaire rude et l'expiration prolongée; mais en descendant latéralement on constatait des râles mats, à grosses bulles, et en arrière, à partir du milieu de l'omoplate, on constatait des râles consonnants, abondants, à grosses bulles, avec l'inspiration et l'expiration bronchiques. La matité du cœur ne dépassait pas les limites normales; les bruits du cœur étaient assez faibles, mais purs; le deuxième bruit dans l'artère pulmonaire un peu accentué.

La matité du foie s'étendait sur la ligne mammaire un peu au-dessous des côtes, en bas. On n'a constaté ni à la région du foie, ni à la région de la rate de résistance ou de sensibilité anormale, de même que l'examen du reste du ventre ne fit découvrir rien d'anormal.

A la suite d'une toux pénible, le malade expectora des crachats consistant en des grumeaux jaune rougeâtre, visqueux, peu aérés, nageant dans un liquide aqueux. L'examen microscopique des vésicules affaissées, blanchâtres, à bords renversés en dedans, que le malade a crachées, fit reconnaître distinctement la stratification caractéristique des vésicules d'échinocoques. On n'a pu trouver ni animaux, ni couronnes de crochets, pas plus que dans les crachats qui consistaient seulement en cellules abondantes de pus et de mucus, suspendues dans un liquide visqueux. Le pouls, de volume modéré, présentait 80 pulsations à la minute ; la respiration était assez accélérée ; l'urine, plus foncée qu'à l'ordinaire, n'offrait du reste rien d'anormal.

Le malade se plaint de douleurs oppressives du côté du thorax, de toux pénible, de céphalalgie, d'une grande soif et d'une grande faiblesse. On a eu recours comme traitement à la morphine, à la quinine et à des cataplasmes chauds sur la moitié douloureuse de la poitrine.

La toux diminua graduellement, de même que la quantité de crachats, dont la couleur est devenue de plus en plus claire, et depuis le 11 janvier seulement jusqu'au 20 de ce mois, ils sont devenus rougeâtre-foncé et fétides (l'inhalation de térébenthine n'a pas été supportée) ; sous le microscope, on y a trouvé une quantité notable de fibres élastiques. Deux fois il a expectoré des vésicules affaissées, du volume d'une fève, sans attaque notable de toux. La douleur de la poitrine a disparu après quelques jours ; seulement de temps en temps, le malade éprouvait pendant une toux violente une douleur pongitive au côté gauche. Il se plaignait seulement d'une sensation de pesanteur à la poitrine et d'une respiration courte.

Les phénomènes de l'auscultation sont restés à peu près les mêmes, seulement la quantité des râles du côté gauche a tellement diminué que parfois l'on n'entendait plus que l'inspiration et l'expiration bronchiques pures.

A partir du 22 décembre, le malade fut atteint d'nne diarrhée abondante, accompagnée de douleurs et de développement du bas-ventre, mais on n'a pas pu savoir si elle était due à un simple catarrhe intestinal ou à une altération plus profonde de la muqueuse de l'intestin correspondant à la phthisie pulmonaire présumée.

Le 2 janvier, le malade se plaignait de ce qu'il n'avait pas de sensibilité depuis quelque temps, aux côtés intérieur et extérieur des deux cuisses et des deux jambes, surtout à gauche ; on pouvait, en effet, appliquer dans ces endroits des moyens d'irritations assez considérables sans que le malade s'en aperçût ; on n'a pas trouvé d'explications pour ces phénomènes (l'autopsie n'a rien appris là-dessus non plus).

Le 24 décembre était survenu un frisson léger, suivi de chaleur ; ce frisson, à partir de ce moment, alla en s'augmentant, de sorte que le plus souvent, le matin et le soir, le malade était atteint de frisson, d'une durée d'environ une heure, suivi de chaleur et de transpiration abondante. Les doses augmentées de quinine n'ont pas réussi ; la faiblesse s'est toujours accrue jusqu'à la mort, qui a eu lieu le 24 janvier 1865. La description de l'autopsie se trouve dans le chapitre suivant, qui est du Dr Scheuthauer.

Autopsie (1) 25 janvier. On a trouvé des tubercules du péritoine, des tumeurs tuberculeuses de l'iléon, une rate indurée augmentée du double de son volume. Le foie, adhérent au diaphragme par des cordons de tissu conjonctif, est dur et anémique ; dans le lobe droit, tout près du ligament rond, se trouve une vésicule-mère d'échinocoques enkystée, du volume d'une noix ; on en trouva aussi une dans le lobe gauche, qui était un peu diminué de volume ; elle avait les dimensions du poing d'un enfant. Elles renferment des vésicules-filles endogènes, en partie encore sphériques et en partie affaissées. Au bord antérieur du lobe gauche se trouve un tissu de réseau conjonctif peu distinct, de l'étendue d'une noisette, dont les espaces, de la dimension d'un grain de millet, jusqu'à celle d'un pois renferment des masses calcaires en partie arrondies, en partie ramifiées. Les parois minces de ce réseau se laissaient suivre jusqu'à des cordons solides, qui conduisaient enfin à un vaisseau encore ouvert ayant presque l'épaisseur d'une paille qui, selon toute apparence, était sa branche vasculaire. Le vaisseau ouvert fut reconnu avec certitude par l'inspection et par la préparation comme étant une branche de la veine porte.

Les deux poumons étaient adhérents dans toute la circonférence à la plèvre costale et au diaphragme ; le lobe supérieur gauche était œdématié, présentant une écume fine et anémique, parsemé d'infiltrations gris jaunâtre dont la plupart étaient du volume d'une fève. Dans son sommet, il y avait une cavité, du volume d'une noix, remplie d'un liquide puriforme, traversée transversalement par une artère non oblitérée, de l'épaisseur d'un fil. Le lobe inférieur gauche est presque complétement vidé d'air, et rempli en partie par des callosités d'un gris d'ardoise, en partie par des infiltrations d'un gris rougeâtre et jaune caséeux, à son sommet il y a plusieurs cavernes sinueuses, entre autres une cavité dépassant le volume d'une noix, qui communique avec plusieurs branches et comme les autres renferme des restes de grandes vésicules d'échinocoques.

On a trouvé aussi dans une bronche de premier ordre de ce poumon une vésicule affaissée d'échinocoques, entourée de détritus, et qui pouvait avoir à peu près le volume d'une noix quand elle était remplie.

(1) Medizinische Jahrbücher. Wien, 1867, vol. XIV. Fasc. 4, p. 20.

Le poumon droit est anémique, œdémateux, à écume fine, et surtout vers le hile du poumon, il est parsemé de nombreuses infiltrations gris jaunâtre. Dans sa partie la plus inférieure, immédiatement au-dessous de la plèvre, se trouve une place de la dimension d'une noix, occupée par un réseau de tissu conjonctif à trabécules minces, dans les mailles duquel il y a des vésicules d'échinocoques, à parois délicates, du volume d'une lentille à celui d'un pois, jaune-grisâtre, bien remplies.

Un examen plus approfondi des poumons nous a donné les résultats suivants : dans une branche de premier ordre de l'artère pulmonaire, dans une dépression isolée du reste de sa cavité par une espèce d'éperon, se trouve une vésicule d'échinocoques, tant dans le poumon droit que dans le poumon gauche ; seulement dans le premier la vésicule a le volume d'une noisette, et dans le second elle dépasse celui d'une fève; en outre, on trouve dans divers endroits, parfois infiltrés des deux poumons dans des artères très-nombreuses, ayant pour la plupart l'épaisseur d'une paille et au delà, des vésicules d'échinocoques fraîches et affaissées, qui, étendues en forme d'une outre d'une longueur jusqu'à 6 lignes et au delà, dont la face externe est quelquefois parsemée de bourgeons arrondis et solides, s'accommodent aux vaisseaux et envoient dans leurs embranchements des prolongements en forme de tubes plus ou moins longs.

C'était donc un cas de vésicules d'échinocoques dans les artères pulmonaires comme il n'a été observé qu'une fois par Wunderlich (1). Andral (2) a vu un cas analogue, dans lequel cependant les vésicules n'étaient pas dans les artères, mais dans les veines. Il va sans dire que cela m'a engagé à examiner si les vésicules de l'échinocoque multiloculaire du lobe inférieur droit ne se trouveraient pas également dans les ramifications de l'artère pulmonaire. Le résultat de la recherche a complétement confirmé ma supposition.

Une artère pulmonaire, de l'épaisseur d'une paille environ, conduit à un échinocoque multiloculaire, et un demi-pouce au-dessus de lui elle est excavée par une vésicule d'échinocoque, du volume d'une fève en une capsule presque fermée du côté du tronc du vaisseau. L'intérieur de l'artère est, en cet endroit, couvert par une masse gluante (masse de granulations de Leuckart). Au-dessous de cette

(1) Archiv für physiologische Heilkunde., *nouv. série.* Vol. II, 1858, p. 283 ; et in Davaine, Tr. des Ento., p. 397.

(2) Andral, Clinique médicale. Tome II, p. 412, obs. 5.

excavation, l'intérieur non dilaté du vaisseau est rempli par trois vésicules plus petites qui sont disposées en série; une utricule longue de plus d'un demi-pouce s'ajoute à ces vésicules, porte à sa surface plusieurs saillies en masses (vésicules-filles) et envoie en même temps un prolongement plus long dans une branche vasculaire qui émane à cet endroit. On peut surtout se convaincre que tous les embranchements de cet échinocoque multiloculaire ne sont que des excavations des branches de ce vaisseau, puisque les parois de ces embranchements peuvent être suivies facilement jusque sur la paroi du vaisseau.

Ce résultat m'a engagé à examiner plus exactement encore le cas précédent d'échinocoque multiloculaire des poumons. Une courte préparation m'a montré que les vésicules se trouvaient également dans les branches excavées des artères pulmonaires, et j'ai même pu les suivre avec les ciseaux jusqu'au tronc de l'artère pulmonaire.

Malgre le titre, donné à cette observation par son auteur, d'échinocoque multiloculaire du foie et du poumon, nous ferons remarquer qu'on ne peut guère accepter comme telle la lésion du foie. Aussi ne l'avons-nous reproduite que comme un cas d'échinocoque multiloculaire du poumon. Dans le foie la masse de tissu conjonctif renfermant des masses calcaires, est la seule altération qui pourrait être considérée comme se rapprochant de l'hydatide alvéolaire, mais les vésicules gélatineuses manquent complétement, ou du moins ne sont pas mentionnées.

OBSERVATION XVIII.

(Recueillie à l'hôpital Saint-Louis, dans le service de M. le Dr Féréol.)

Le nommé X... (Charles), âgé de 45 ans, passementier, était entré le 12 avril 1867 à l'hôpital Saint-Louis, à la salle Saint-Charles. D'après les renseignements que nous avons recueillis, cet homme présentait alors une ascite considérable amenant des phénomènes de dyspnée tels qu'on dut avoir recours, à deux reprises différentes, à la paracentèse. Du reste, à part un degré moindre de faiblesse et de prostration, les symptômes présentés par le malade à cette époque ne différaient guère de ceux qu'il présenta à son entrée à la salle Napoléon quelques semaines plus tard.

La salle Saint-Charles ayant été mise en réparation, le malade entra, le 8 juin, à la salle Napoléon. A sa rentrée l'on constata les faits suivants :

C'est un homme grand, d'une constitution faible, débile même, quoiqu'il n'ait jamais fait de maladie grave avant ces derniers mois; il a toujours été maigre. Il est bavarois, et, dans son pays, habitait la campagne où il était cultivateur; mais les travaux de la campagne étant au-dessus de ses forces, ses ressources étaient excessivement précaires, il se nourrissait mal et se trouvait généralement dans de très-mauvaises conditions. Des amis, le voyant si malheureux, le firent venir il y a treize ans à Paris où il embrassa l'état de passementier. Depuis cette époque, il n'a jamais quitté Paris et y vivait même dans d'assez bonnes conditions. Malgré ce long séjour en France, il parlait peu français et s'expliquait fort mal; d'après le dire de ses amis, c'était un homme rangé, laborieux, économe, aimant peu le vin et les liqueurs fortes; il aimait beaucoup la bière, mais en buvait modérément, ses ressources ne lui permettant pas d'en faire excès. Il n'a jamais eu la syphilis. Il n'avait jamais été gravement malade sans toutefois jouir d'une bonne santé, jusqu'au mois de décembre dernier, époque à laquelle il entra à l'Hôtel-Dieu pour une grande faiblesse et de la toux. Son séjour y fut de courte durée.

Il entendit souvent prononcer le mot tuberculose, nous dit-il. Trois mois à peu près avant son entrée à l'hôpital Saint-Louis, peu de temps après sa sortie de l'Hôtel-Dieu, il s'aperçut que ses jambes étaient enflées, mais cela ne l'empêcha pas de travailler, et il n'y prit pas garde. Environ un mois après, son ventre commença à enfler, et il acquit des dimensions telles qu'il se décida à entrer à l'hôpital. Depuis un temps qu'il ne peut pas préciser au juste, mais qui se rapporte à cette époque, il ressentait un sentiment de pesanteur et d'oppression dans l'hypochondre droit, sensation qui avait, à un moment, pris les caractères d'une véritable douleur, mais n'avait pas duré.

Etat actuel. Ce qui frappe d'abord à la vue du malade c'est la disproportion existant entre la partie supérieure et la partie inférieure du corps. La face, le tronc et les extrémités supérieures sont très-amaigries, tandis que l'abdomen et les extrémités inférieures sont considérablement distendus par de la sérosité. *Ni la sclérotique ni la peau ne présentent de coloration ictérique,* mais celle-ci est pâle et a une *teinte cachectique grise très-prononcée.* — La cavité thoracique, à part son grand amaigrissement, ne nous présente à l'extérieur rien de spécial. A l'auscultation des poumons, nous trouvons la respiration soufflante aux deux sommets, et des râles sibilants dans les deux poumons mélangés de quelques râles sous-crépitants, surtout à la base du poumon droit. Le malade se plaint d'une toux légère depuis quelque temps. Expectoration muqueuse peu abondante. Rien de spécial à la percussion si ce n'est de la submatité aux deux sommets, plus prononcée à droite. La respiration est un peu accélérée, mais il n'y a pas de dyspnée. Il n'y a rien de spécial au cœur.

La cavité abdominale est distendue par un épanchement considérable. Les veines sous-cutanées sont très-dilatées. Les intestins sont refoulées à droite et en haut dans le décubitus dorsal. Le foie ne déborde pas les fausses côtes et remonte jusqu'à deux travers de doigt à peu près au-dessous du mamelon. Sur la ligne médiane, on le sent dans la région épigastrique, trois travers de doigt au-dessous de l'appendice xiphoïde. Il n'est douloureux ni à la pression ni spontanément, mais le malade éprouve, dans la région de l'hypochondre droit, un sentiment de pesanteur et d'oppression. Le foie ne présente pas de fluctuation. La rate ne donne aucun signe d'augmentation de volume, ses limites sont normales. L'appétit médiocre, conservé toutefois; il y a de la constipation, pas de vomissements. Le scrotum et le pénis ne sont pas œdématiés. Les urines sont anémiques, claires, sans albumine ni sucre, sans dépôt d'aucune sorte. Le malade est très-faible; le sommeil est bon.

Les jours suivants, l'ascite augmenta considérablement, ainsi que l'œdème des membres supérieurs qui remonta jusqu'aux téguments du ventre. Le scrotum et le pénis s'œdématièrent, ce qui amena une difficulté dans la miction. Il survint une dyspnée considérable, ce qui décida à pratiquer la paracentèse, qui fut faite le 15 juin. Il sortit près de 10 litres d'un liquide clair, citrin, moussant abondamment, très-albumineux. Le malade fut très-soulagé par cette ponction, mais ce soulagement ne fut pas de longue durée, et le 25 juin il fallut en faire une seconde, les mêmes accidents s'étant présentés et le malade réclamant l'opération à grands cris. Il sortit encore à peu près la même quantité de liquide que la première fois, présentant les mêmes caractères.

Le 28 juin, le malade, qui avait été constipé jusque-là, accusa de la diarrhée. L'amaigrissement était devenu encore plus considérable : la faiblesse était extrême, le teint de plus en plus cachectique.

Vers le 4 juillet, on refit une nouvelle ponction sur la vive insistance du malade, qui, aussitôt que l'ascite avait pris une forte proportion, se trouvait en proie à une dyspnée excessive, et n'était soulagé que par cette opération. Celle-ci ne présenta rien de spécial, ni dans le liquide ni dans les suites.

Le 16 juillet. Le malade est dans une prostration extrême. Depuis huit jours la diarrhée est excessive, malgré les moyens employés pour la combattre; les selles sont devenues involontaires. *Elles ne contiennent pas de sang.* L'épanchement ascitique s'est renouvelé et a repris les mêmes proportions qu'avant la ponction. Les téguments du ventre sont très-infiltrés et présentent une distension considérable. La peau des extrémités inférieures est tellement distendue, que, sous l'influence des selles diarrhéiques qui la baignent presque continuellement, il s'y forme des plaques érythémateuses qui s'ulcèrent et laissent écouler la sérosité, mais sans amener de diminution notable de l'œdème. Légère excoriation au sacrum. Depuis quelques jours il y a de la fièvre hectique. Pas de délire. Le malade est tombé dans le marasme. Il meurt à deux heures de l'après-midi, dans un état d'épuisement complet.

Autopsie quarante-trois heures après la mort. Corps grand; amaigrissement considérable de la partie supérieure du tronc, contrastant avec l'infiltration énorme de la partie inférieure. Teint gris pâle. *Pas de coloration ictérique.*

Cavité thoracique. Cavité pleurale libre de tout épanchement. Adhérences aux sommets des deux poumons. Ceux-ci étaient congestionnés, avec légère augmentation de volume. Ils étaient crépitants, excepté aux sommets.

Poumon droit. Le lobe supérieur nous présente, tout à fait à son sommet, un froncement de la plèvre analogue à une cicatrice, au niveau de laquelle il y avait une légère adhérence avec la plèvre costale. Un peu au-dessous de cette cicatrice se trouve un noyau du volume d'une noix, d'un noir verdâtre, dur, résistant, élastique, à surface de coupe lisse et unie, comme marbrée. Il est parsemé de masses caséeuses, jaunâtres, de volume variable, depuis une tête d'épingle jusqu'à un grain de chènevis, remplissant exactement la cavité, de forme variable, tantôt irrégulières, tantôt arrondies, allongées, pyriformes. Quelques-unes de ces cavités sont anfractueuses. Leurs parois sont tantôt lisses, tantôt inégales. Dans le voisinage de ce noyau s'en trouvent deux autres plus petits, du volume d'une fève. Leur coloration noire est plus foncée, et quelques-unes des masses caséeuses ont subi la transformation crétacée. Le tissu pulmonaire est très-congestionné autour de ces noyaux. Au microscope nous trouvons la masse caséeuse formée de granulations graisseuses, de corpuscules granulés, et d'une grande quantité de cristaux de cholestérine. La substance qui les contient est formée de tissu conjonctif hyperplasié, de fibres élastiques et de pigment en grande quantité.

Le lobe moyen nous présente de l'atélectasie sur un tiers de son volume à peu près, à sa partie interne. La partie atélectasiée se présente sous la forme d'une frange irrégulièrement arrondie, dont une des extrémités aboutit à la moitié interne de la face inférieure du lobe moyen, et l'autre à la partie supérieure de sa face interne. L'épaisseur de cette frange est de 3 millimètres à peu près; sa plus grande largeur, à sa partie moyenne, est de 6 centimètres, et va en se rétrécissant graduellement jusqu'aux deux extrémités. A la coupe, elle présente une substance rouge-brun, comme carnifiée, non crépitante, complétement vide d'air. Dans la partie saine du lobe on trouve six noyaux d'une nature spéciale, dont le volume varie depuis une tête d'épingle jusqu'à celui d'une petite noix. Dans le lobe inférieur il y a dix ou douze noyaux analogues, mais moins volumineux, car les plus grands ne dépassent pas le volume d'une lentille. Le reste du lobe est sain.

Poumon gauche. Au sommet nous trouvons deux froncements de la plèvre d'apparence cicatricielle, l'un en avant, de la dimension d'une pièce de 1 franc, l'autre, en arrière, plus petit. Au niveau du premier il y avait des adhérences avec la plèvre costale. Immédiatement au-dessous de ce froncement de la plèvre, le tissu pulmonaire présentait un certain degré de congestion. Autour étaient disséminées quatre masses de substance noire, verdâtre, analogues à celles que nous avons trouvées au sommet du poumon droit, mais moins volumineuses, puisque le volume de trois d'entre elles dépassait à peine celui d'une lentille, et que la quatrième avait le volume d'une fève. Parmi les masses caséeuses qui les parsemaient, il y avait quelques granulations transparentes, au nombre de trois ou quatre tout au plus. Ces masses nous ont présenté les mêmes caractères histologiques que celles du sommet du poumon droit. Dans ce sommet nous avons encore trouvé deux noyaux, du volume d'une graine de pavot, analogues à ceux que nous avons trouvés dans les lobes moyen et inférieur du poumon droit. Le reste du lobe supérieur du poumon gauche présentait aussi huit ou dix de ces noyaux, de volume variable, situés surtout le long de ses bords interne et antérieur. Enfin, un certain nombre de ces noyaux étaient disséminés dans le lobe inférieur, surtout le long de son bord inférieur, et dans la partie inférieure de sa face convexe.

Ces noyaux, que nous trouvons disséminés dans toutes les parties du poumon, excepté le lobe supérieur droit, sont de volume variable. Les plus petits avaient la dimension d'une tête d'épingle; les plus volumineux celle d'une petite noix. Au toucher, ils donnent la sensation d'un corps dur, résistant, élastique, roulant dans le tissu pulmonaire. Leur forme est très-variable; ils sont le plus souvent irrégulièrement arrondis, quelquefois aplatis, quelquefois allongés. A la coupe, on les trouve formés par un stroma blanc-jaune, dur, à surface de coupe lisse et unie, parsemé de petites masses opalines, transparentes, ressemblant à de la gelée. On peut extraire ces petites masses soit en pressant sur la petite tumeur, soit avec une pince; et le stroma se présente à nous creusé d'une multitude d'alvéoles de volume variable, depuis un pertuis presque imperceptible à l'œil nu, jusqu'à une graine de pavot. Les parois de ces alvéoles sont lisses, et leur cavité exactement remplie par les petites masses gélatiniformes. Leur forme est excessivement variable, arrondie, conique, allongée, étoilée. Ils paraissaient tous communiquer entre eux. Quelques-uns de ces noyaux présentent une cavité, du volume d'un grain de chènevis, qui paraissaient s'être formés aux dépens de plusieurs alvéoles; de plus, ses parois étaient anfractueuses et comme ulcérées. Cette cavité ne contenait pas de masse gélatiniforme, mais une petite quantité de détritus et de liquide blanchâtre. Ce n'étaient pas toujours les tumeurs les plus volumineuses qui contenaient ces cavités : j'en ai trouvé dans quelques-unes qui ne dépassaient pas le volume d'une lentille, et en revanche de plus volumineuses qui n'en avaient pas. Autour des petites tumeurs existait souvent, comme une extravasation de sang dans le tissu pulmonaire, un véritable noyau inflammatoire, aux dépens duquel la tumeur paraissait s'accroître. Quelquefois, en effet, ces noyaux avaient un volume triple ou double de celui de la petite tumeur; et à mesure que celle-ci grandissait, il diminuait. Deux ou trois fois il n'existait au centre des noyaux inflammatoires qu'un simple point transparent. Une ou deux fois il a paru ne rien contenir. Lorsque la tumeur avait acquis un certain volume, celui d'un petit pois ordinairement, on ne trouvait plus trace d'extravasation sanguine autour de la tumeur; celle-ci paraissait enchâssée directement dans le tissu pulmonaire, dont on pouvait facilement l'énucléer, car elle lui était unie par une lamelle cellulaire lâche. Quelquefois, pourtant, j'ai vu le foyer sanguin persister même sur des tumeurs de la dimension d'une petite noisette.

Je n'ai rien trouvé dans les bronches, quoique j'en aie suivies un certain nombre assez loin, ni dans les veines pulmonaires. Les artères pulmonaires, jusqu'à leurs ramifications de 1 millimètre de diamètre, ne contenaient rien non plus. Mais les ramifications d'un diamètre au-dessous présentaient quelque chose de spécial. Dans les environs des petites tumeurs, leur calibre était oblitéré par un caillot fibrineux, sur un trajet de 1 centimètre à 1 centimètre et demi, ce qui permettait de les suivre jusqu'à leurs ramifications les plus déliées. J'ai pu en suivre quelques-unes ainsi, et j'ai vu manifestement deux ou trois fois les parois d'une de ces petites ramifications paraître se continuer avec le tissu cellulaire qui environnait la tumeur; d'autre part, à l'œil nu, le caillot fibrineux qui entourait la tumeur en voie de développement paraissait analogue à celui qui se trouvait dans le vaisseau. Enfin, toutes les fois qu'on énucléait une des petites tumeurs, on voyait l'orifice béant d'une petite ramification artérielle à la surface d'énucléation.

Cavité abdominale. A l'ouverture de la cavité abdominale, il s'en écoule une quantité considérable de liquide assez clair, citrin, analogue à celui qu'on a évacué par la ponction pendant la vie.

Le foie est adhérent au diaphragme par le péritoine épaissi au niveau du ligament coronaire. Ce ligament paraît s'insérer sur une étendue de 1 centimètre à 1 centimètre et demi sur le bord mousse du foie; cette insertion s'avance sur la face convexe du foie; il y a comme des franges qui vont de la surface du foie à la face inférieure du diaphragme, dans le cul-de-sac formé par la réflexion du péritoine. Le lobe gauche est volumineux et s'avance jusque dans l'hypochondre gauche, en recouvrant le duodénum et l'estomac; son diamètre transversal est de 9 à 10 centimètres à peu près. La coloration extérieure est à peu près normale, à part une légère teinte jaune-verdâtre. A la coupe il nous présente une surface de coupe lisse, unie, d'une coloration jaune, brune-verdâtre. Sa consistance a un peu diminué; il se laisse facilement pénétrer par le doigt; il est imprégné de bile et de sang.

Le lobe droit présente à peu près son volume normal; son diamètre transversal mesure de 8 à 9 centimètres. A sa partie postérieure, il nous présente une dureté considérable, presque cartilagineuse, élastique; cette dureté va en diminuant d'arrière en avant, et revient à peu près à celle de l'état normal sur le bord antérieur de l'organe. Sa surface convexe est unie, excepté un peu en avant du ligament coronaire, où l'on voit deux très-legères saillies à bords irréguliers, dont l'une a à peu pres la dimension d'une pièce de 2 fr., et l'autre d'une pièce de 50 centimes. Ces deux saillies présentent une coloration blanc-jaunâtre diffuse. C'est à leur niveau que la dureté cartilagineuse que présente cette surface est la plus marquée. En arrière de ces saillies, la surface convexe du foie présente une coloration opaline trouble, due à l'épaississement du péritoine. En avant, cette surface présente la coloration rouge-brun mélangée de la teinte jaune-verdâtre que nous avons déjà indiquée sur le lobe gauche. La face concave est dure en arrière, d'une consistance normale en avant, et présente deux nodosités du volume d'un gros haricot, l'une en avant et à droite, l'autre en arrière du lobe de Spigel. Quand on pénètre dans ce lobe par une coupe faite à travers des saillies sus-mentionnées, l'on arrive directement dans une masse morbide, située à sa partie postérieure. Elle forme une tumeur irrégulièrement arrondie qui nous présente la forme et le volume d'une pomme de grosseur moyenne. C'est elle qui donnait au lobe droit du foie la dureté considérable qu'il présentait. En arrière, cette tumeur occupe toute l'épaisseur du lobe et tout le bord mousse, depuis son extrémité droite jusqu'au bord gauche du sillon de la veine cave; en avant, elle s'arrête au niveau de la vésicule biliaire à 3 centimètres du bord antérieur, et un peu à droite de cette vésicule à 4 centimètres de ce bord antérieur. Le lobe quadrilatère, à gauche de la vésicule, est intact. En haut, la limite gauche de la tumeur se trouve marquée par le ligament suspenseur; en bas, le lobe de Spigel est complétement transformé, et la masse morbide s'avance dans le lobe gauche sur une étendue de 1 centimètre à peu près. La tumeur atteint donc les deux surfaces convexe et concave du foie à la partie postérieure et à l'extrémité droite du lobe droit. A ces endroits, le péritoine est épaissi et présente un aspect trouble, fibreux par places; les ligaments coronaires et suspenseurs du foie sont aussi épaissis et présentent ce même aspect trouble. La limite de la tumeur, là où elle est en contact avec le tissu sain du foie, est très-nettement accusée par la différence de coloration et de consistance; ces deux substances ont l'air de s'engrener mutuellement l'une dans l'autre en s'envoyant mutuellement des prolongements; on ne peut pas les séparer.

A la partie postérieure et externe de cette tumeur, on trouve une cavité de forme très-irrégulière, très-anfractueuse, dont la partie centrale pourrait loger une noix, et d'où partent des diverticules très-anfractueux eux-mêmes, de formes très-diverses et de dimensions variables. La plus longue, qui a la forme d'une moitié d'ovoïde aplatie, mesure à peu près 2 centimètres de longueur, 1 centimètre et demi de largeur, et 1 centimètre de hauteur d'une paroi à l'autre. Elle se dirige en haut, en arrière et à droite, et se trouve située à ce niveau à un demi-centimètre seulement de la surface péritonéale. Le péritoine est très-épaissi à son niveau; par places, il arrive presque jusqu'à la paroi interne du diverticule et présente alors 4 mill. d'épaisseur; ordinairement il ne présente que 1 à 2 mill. d'épaisseur. Les autres diverticules s'irradient de tous côtés en présentant des formes diverses; quelques-uns ont la forme de canaux très-sinueux, de 2 à 3 centimètres de long et de 5 mill. de large en moyenne. L'un d'entre eux s'abouche dans la cavité centrale par une ouverture très-petite ayant à peine 3 mill. de diamètre et va s'élargissant jusqu'à présenter le volume d'une noisette. Évidemment là, les deux cavités étaient primitivement séparées et ne se sont réunies que par la destruction de la cloison intermédiaire. Ces cavités sont limitées par le tissu de la tumeur formant des parois à surface inégale et déchiquetée par places, aréolaires, à grandes aréoles vides dans d'autres, limitées alors par des trabécules à surface lisse. Elles sont encore, dans certains endroits, hérissées de lambeaux de tissu morbide et de filaments d'un aspect nacré et fibreux plus ou moins longs. Ces filaments forment des cordons de 1 à 3 mill. de diamètre qui, tantôt pendent comme des lambeaux à la paroi, tantôt s'y insèrent par leurs deux extrémités, comme les cordages tendineux du cœur, d'autres fois traversent d'une paroi à l'autre. Un de ces cordons, de 2 à 3 mill. de diamètre, qui traversait ainsi la cavité, était accompagné d'un autre cordon de 1 mill. de diamètre, situé tout à côté, ayant tous les caractères d'un conduit biliaire. Un peu plus loin se trouvait une masse arrondie de 5 mill. de diamètre, formée par le tissu de la tumeur, qui traversait aussi d'une paroi à l'autre à la manière d'un pont, et se continuait sans ligne de démarcation avec les deux parois; elle semblait les débris d'une cloison. C'est surtout dans le grand diverticule dont nous avons parlé que l'on trouve les parois hérissées de lambeaux de tissu d'apparence nacrée et fibreuse; une des parois est presque entièrement couverte par une véritable lamelle aponévrotique, large de près de 1 centimètre; le tissu fibreux est plongé au milieu d'un tissu lamelleux ressemblant à un tissu cellulaire lâche, en apparence dépourvu de graisse, non disposé en membrane. Çà et là, sur la paroi des cavités, on voyait des orifices circulaires béants; par un de ces orifices, du diamètre de 1 mill., j'ai pu faire passer un stylet qui est venu sortir dans le conduit hépatique près de sa terminaison; c'était donc un rameau de la branche droite de ce conduit hépatique, parfaitement perméable, quoique plongé dans la masse morbide. Ces parois présentaient en outre une multitude de petits trous très-fins, presque imperceptibles, qui aboutissaient à des alvéoles. Enfin, sur une des parois de la cavité centrale et sur celles d'un des diverticules qui y aboutissaient, nous avons trouvé une couche mince de concrétion biliaire d'une coloration jaune-orange-foncé. Le contenu de la cavité consistait en un liquide gris-jaunâtre, épais, d'aspect purulent, renfermant des concrétions biliaires et des détritus divers; il remplissait tout au plus la moitié de la cavité. A la partie antérieure et inférieure du lobe de Spigel, l'on trouve encore une petite cavité aplatie transversalement, longue de 1 centimètre et demi, haute de 4 mill., et dont les parois aussi inégales et anfractueuses sont recouvertes de substance colorante de la bile.

Deux substances constituent le tissu de la tumeur. Une substance fondamentale blanc jaunâtre, dure, élastique, mais se laissant encore facilement entamer, creusée d'alvéoles dans lesquelles sont contenues de petites masses formées par une substance molle, ressemblant à de la gelée. La substance fondamentale a un aspect assez analogue à celui du tubercule au moment où il va passer à l'état caséeux, ou d'une vieille gomme syphilitique. Elle est parcourue en tous sens par des tractus d'une couleur gris blanchâtre, formant par place des trabécules disposés en réseau, dans les mailles desquels on aperçoit la substance fondamentale. Ces tractus se présentent sur la surface de coupe sous la forme de rubans ayant de un demi à 2 millim. de large. Ils existent surtout dans les parties centrales de la tumeur, au voisinage des cavités; elles sont beaucoup moins apparentes à la périphérie. Par places on voit des traînées d'un tissu d'aspect nacré, tout à fait analogue à du tissu fibreux; l'une de ces traînées, d'une largeur de 1 millimètre à peu près, longe une des parois du grand diverticule déjà mentionné, à une distance de un quart de millimètre tout au plus, sur un trajet de 3 centimètres, et va se confondre un peu plus loin avec le péritoine épaissi. L'on trouve encore dans le voisinage de la cavité et de ses diverticules deux ou trois de ces traînées fibreuses, qui, après un trajet plus ou moins long, vont se perdre dans le tissu morbide environnant. Çà et là à la surface de coupe on voit des orifices de un demi à 1 millimètre, dont on fait sortir par la pression un liquide épais et blanchâtre. Ils aboutissent à une des cavités disséminées dans la masse morbide.

La substance contenue dans les alvéoles se présente sous la forme de petites masses molles, transparentes, hyalines, analogues à de la gelée. Leur volume est variable, déterminé par celui des alvéoles dans lesquels elles sont contenues. Quelquefois plusieurs masses paraissent contenues dans la même alvéole. Cette substance se laisse facilement extraire, soit au moyen d'une pince, soit par la pression; dans l'eau elle s'étale en vésicules. Lorsqu'on l'a enlevée, on voit les alvéoles dont les parois sont lisses et doublées d'une mince couche cellulaire, au moins dans les grands alvéoles. Leur forme est excessivement variable; tantôt en effet ce sont de petites cavités arrondies, à peine perceptibles; d'autres fois leur volume peut atteindre une tête d'épingle; tantôt ils se montrent sous la forme d'une dépression conique plus ou moins profonde, tantôt ils ont l'aspect d'une fente; enfin, ils peuvent être étoilés. Quelquefois plusieurs d'entre eux se réunissent par la destruction de leurs cloisons intermédiaires et forment ainsi une cavité irrégulière et anfractueuse; ils sont alors très-volumineux et peuvent atteindre jusqu'à 5 et 6 millimètres de diamètre. On trouve alors dans leur cavité un liquide épais, blanchâtre, analogue à celui de la cavité centrale. Ordinairement ils ont de un quart à 2 millimètres de diamètre. Dans l'épaisseur de la tumeur, au voisinage des cavités, là où les tractus gris-blanchâtre sont abondants, il y a peu de ces alvéoles, ils sont surtout nombreux à la périphérie, sous et dans le péritoine épaissi, dans le lobe de Spigel et dans le sillon de la veine cave. Je n'ai pas remarqué que les plus volumineux fussent vers le centre; les petits et les grands étaient mélangés même à la superficie de la tumeur. Au premier aspect, les tractus gris-blanchâtre simulent parfaitement les alvéoles, mais un examen attentif permet de les distinguer facilement.

La veine cave est complétement englobée dans la tumeur sur une étendue de 3 centimètres, depuis l'endroit où elle atteint la face inférieure du foie, jusqu'au moment où elle la quitte. Immédiatement avant cette oblitération, sur une étendue de 1 centimètre, le calibre de la veine était déjà considérablement rétréci, son diamètre n'était plus que de 5 millimètres, et allait se rétrécissant en forme d'entonnoir jusqu'à l'oblitération complète. Les parois étaient très-hypertrophiées et rigides, de sorte qu'au premier abord on aurait pu croire que c'était une artère. A la coupe elles donnaient la sensation d'un tissu fibreux, criant sous le scalpel. A partir du point d'oblitération, la veine était transformée en un cordon sinueux blanc, dur, élastique, d'une consistance presque fibreuse, difficilement isolable des parties environnantes, et dont le diamètre variait depuis 5 jusqu'à 15 millimètres. A la coupe, ce cordon se présentait formé d'un tissu d'un blanc mat, parsemé d'alvéoles en général à peine perceptibles, mais dont quelques-unes avaient le volume d'une tête d'épingle. Dans la partie la plus épaisse du cordon se trouvait une cavité de 1 centimètre de long sur 2 ou 3 millimètres de large, évidemment formée par la réunion de plusieurs alvéoles; elle contenait un liquide épais, blanchâtre et trouble. Les parois de la veine se distinguaient encore dans l'épaisseur de ce cordon sur une étendue de 1 centimètre et demi, sous la forme d'un ruban circulaire d'un demi-millimètre de large, d'un aspect nacré et fibreux, faisant corps avec la masse morbide qui l'entourait, et qui était contenue dans son intérieur. Là où le cordon était le plus épais, et où se trouvait la caverne, on n'en trouvait pas traces. 1 centimètre et demi à peu près avant que la veine redevînt perméable, on les retrouvait et on pouvait les isoler par une dissection attentive. Là encore elles étaient dures, épaisses, et donnaient sous le scalpel la sensation d'un fibro-cartilage. Dès le moment où la veine abandonnait le tissu du foie, à la limite supérieure de son sillon, elle reprenait ses propriétés normales; on y voyait même une grande valvule parfaitement saine. Au-dessous de cette valvule, le calibre était oblitéré par une masse molle et spongieuse, de couleur brun rougeâtre, du volume d'un haricot, de forme ovalaire, à grand diamètre allongé dans la direction du vaisseau, à surface parsemée de petites aréoles vides. Par son extrémité inférieure, cette excroissance se contiuuait avec la masse morbide contenue dans la veine dont elle se distinguait par sa consistance plus molle et sa coloration. En la coupant suivant son petit diamètre, on voyait qu'elle se continuait avec le tissu morbide environnant du foie, et qu'elle avait pénétré dans la veine par une ouverture de sa paroi, qui au premier abord paraissait être une perforation. Mais, en examinant cet orifice plus attentivement, on voyait que les parois de la veine, au lieu d'être inégales, comme elles auraient dû l'être s'il y avait eu perforation, s'incurvaient et se dirigeaient en dehors autour de la masse spongieuse, et on pouvait les suivre sur une longueur de 2 à 3 millimètres, jusqu'à ce qu'ils disparussent graduellement dans le tissu morbide environnant. De plus cette ouverture se trouvait à peu près en face de l'orifice de la veine sus-hépatique gauche parfaitement normale et perméable. Cette apparente perforation n'était donc que l'orifice d'embouchure de la veine sus-hépatique droite complétement oblitérée par la masse morbide.

Le tronc de la veine porte était tout à fait normal, ainsi que ses branches gauches. La branche droite se divisait après un court trajet en trois branches principales. Deux de ces branches qui se dirigeaient l'une à droite et en avant, l'autre directement à droite, étaient perméables ainsi qu'une ramification qui naissait bientôt après de cette dernière; mais la ramification traversait la partie inférieure de la masse morbide, et son calibre paraissait rétréci : néanmoins j'ai pu la suivre sur un trajet de 3 à 4 centimètres, presque jusqu'à la surface du foie. La troisième branche, qui se dirigeait en arrière, était complétement transformée en un cordon analogue à celui qui remplaçait la veine cave, seulement moins volumineux, puisque son diamètre ne dépassait pas 3 à 4 millimètres. Elle longeait la base gauche du lobe du Spigel et venait s'accoler en arrière de ce lobe à la veine cave, dont j'ai pu la séparer, malgré une adhérence assez forte : les deux vaisseaux ne communiquaient pas entre eux. Toutes les ramifications qui partaient de cette branche étaient oblitérées.

Trois des principales divisions de l'artère hépatique étaient remplies de vésicules gélatineuses, tassées les unes sur les autres et munies de diverticules qui s'insinuaient les uns dans les autres. Deux de ces branches se dirigeaient à droite : j'ai pu les suivre sur une longueur de 3 à 4 centimètres; elles étaient pleines de vésicules, et leur intérieur offrait l'aspect d'un commencement de cloisonnement; l'une d'elles, uniformément dilatée, présentait un diamètre de 2 millimètres à peu près; l'autre, uniformément dilatée, présentait des renflements sur son trajet qui atteignaient jusqu'à 3 et 4 millimètres. Ces renflements étaient disposés en chapelets, mais souvent ils n'occupaient qu'un côté de la paroi. Les parois étaient hypertrophiées et donnaient sous le scalpel la sensation d'un tissu fibreux. La troisième branche artérielle accompagnait ce rameau de la veine porte que nous avons vu se diriger en arrière sous forme d'un cordon plein. Elle présentait des renflements durs et solides sur son trajet, tantôt sur toute la circonférence, tantôt sur une partie seulement. Ces nodosités étaient constituées par des amas de vésicules gélatineuses, entre lesquelles il y avait parfois des cloisons complètes qui formaient ainsi des alvéoles; quelques-unes de ces cloisons étaient incomplètes, et la vésicule qui y était contenue envoyait des prolongements dans la cavité voisine, s'engrenant avec la vésicule qui s'y trouvait. Entre ces nodosités, le calibre de l'artère était aussi obstrué par des vésicules, mais il n'y avait pas de cloisons entre elles. Il y avait pourtant par places un commencement de cloisonnement, mais incomplet : ces cloisons incomplètes semblaient provenir de la paroi artérielle. On aurait dit une saillie de la membrane interne dans la cavité du vaisseau. Les branches gauches de l'artère hépatique étaient perméables.

La vésicule biliaire était modérément distendue par une bile jaune-brun ; sa muqueuse est très-imbibée de ce liquide et présente cette même coloration. Les parois sont épaissies, et le péritoine présente à son niveau le même aspect trouble que sur la face convexe. Le canal cystique, le canal hépatique et le canal cholédoque sont normaux et perméables. Leurs parois sont légèrement hypertrophiées. J'ai pu suivre une des ramifications droites du canal hépatique sur un trajet de 3 centimètres à peu près ; il était parfaitement perméable et venait aboutir à la paroi de la grande cavité centrale. Autant que j'ai pu le constater, le petit vaisseau qui traverse cette cavité est un conduit biliaire.

J'ai suivi dans le tissu cellulaire du sillon du foie quelques petits vaisseaux qui m'ont paru être des lymphatiques. Je n'ai rien trouvé qui pût faire croire à une altération chez eux. Les ganglions lymphatiques du hile étaient normaux.

La capsule de Glisson est très-épaisssie. Dans le hile du foie, elle se présente par places sous l'aspect d'une véritable membrane tendineuse à fibres parallèles, nacrées et resplendissantes. Autour des vaisseaux, elle ressemble tout à fait à un fibro-cartilage. C'est probablement à son altération que sont dus les tractus gris-blanchâtre et les traînées fibreuses que l'on voit dans l'épaisseur de la tumeur.

Les reins étaient normaux, à part une légère hypertrophie avec induration de la capsule surrénale droite. La rate n'était pas hypertrophiée, elle était normale. Il n'y avait rien de spécial dans l'estomac ni les intestins. Le crâne n'a pas été ouvert.

Examen microscopique. — Sous le microscope, la substance fondamentale de la tumeur du foie est constituée par des fibres de tissu conjonctif contenant un grand nombre de cellules plasmatiques fréquemment anastomosées, nombreuses surtout dans les parties centrales de la tumeur. Près de la caverne, ces éléments sont en dégénérescence graisseuse ; on y observe encore une certaine quantité de granulations calcaires, tant dans les cellules que dans la substance intercellulaire. Autour des alvéoles, ce tissu devient granuleux ; là, il est formé de granulations amorphes, parmi lesquelles on distingue quelques granulations calcaires. On ne trouve plus d'éléments du foie, si ce n'est à la périphérie : dans la partie moyenne, on ne trouve plus que du pigment biliaire, des cristaux d'hématoïdine et des concrétions calcaires, disséminés dans le stroma.

On voit sous le microscope que la substance gélatineuse est une membrane transparente, hyaline, incolore, anhiste, présentant la disposition stratifiée et striée caractéristique des membranes d'échinococques. On aperçoit aussi plusieurs alvéoles qui avaient échappé à l'examen à l'œil nu : j'en ai vu qui n'avaient pas plus de 0,030 mill. ; elles étaient complétement remplies par la membrane, excepté une petite partie centrale granuleuse ; elles paraissaient complétement isolées et ne pas dépendre des cavités voisines. Celle que j'ai fait représenter (fig. 4) est ovoïde, le grand diamètre de la cavité alvéolaire est de 0,22 mill. ; le petit diamètre, près de la grosse extrémité, est de 0,16 mill., près de la petite extrémité, de 0,14 mill. La paroi a 0,032, présente la même épaisseur partout ; son bord interne est légèrement festonné, granuleux par places. De sa face interne s'élève un petit prolongement en massue, d'aspect granuleux, contenant dans son renflement terminal à peu près sphérique une zone sombre à noyau plus sombre encore. La cavité renferme un contenu clair, avec quelques granulations et un crochet d'échinocoque.

J'ai trouvé à peu près la même épaisseur de membrane sur les grandes et petites alvéoles. Dans une grande alvéole, qui paraissait formée par la réunion de deux ou trois autres, j'ai vu une membrane étalée qui traversait le grand diamètre de l'alvéole et sur laquelle les couches paraissaient dissociées. Cette dissociation se faisait sur la strie, de façon que celle-ci paraissait se dédoubler en deux stries qui allaient s'écartant graduellement et se rejoignaient au bout d'un certain temps, interceptant ainsi un espace qui, à sa partie moyenne, présentait une largeur de 0,002 mill. et avait absolument l'aspect d'une cellule fusiforme. Dans cet écartement se trouvaient des granulations moléculaires et graisseuses. La face externe de la vésicule est le plus souvent lisse, tapissant la paroi de l'alvéole, sans y adhérer intimement ; elle s'insinue dans tous les diverticules présentés par celle-ci : ces diverticules sont quelquefois nombreux et longs, tantôt coniques, tantôt sous forme de canal tortueux, tantôt de simples dépressions ; aussi, dans les alvéoles de cette nature, la vésicule a-t-elle une forme excessivement irrégulière. Quelquefois la membrane n'est pas complétement accolée à la paroi de l'alvéole et laisse un espace, lequel est souvent vide ou contient quelques granulations. Quelquefois la face est limitée par un contour granuleux, même lorsqu'elle est accolée à la paroi de l'alvéole. La face interne est limitée par un contour souvent net, quelquefois granuleux. J'ai vu s'élever de sa surface de petits appendices en massue, d'aspect granulé et contenant un espace sombre à noyau plus sombre encore dans le renflement terminal (fig. 4, *d*). J'ai encore vu sur cette face interne s'élever de petits appendices cylindriques en forme de canaux, qui ne dépassaient pas 0,002 mill. de diamètre, de longueur variable, s'élevant quelquefois à peine au-dessus de la face, tandis que d'autres fois ils traversaient la cavité d'un côté à l'autre, à contour très-net, limitant un espace clair et en apparence vide. Ces petits prolongements s'anastomosaient entre eux fréquemment et paraissaient se continuer avec un système de canaux analogues, situés sur la face interne et dans l'intérieur de la vésicule. Au niveau des points d'anastomoses, ils présentaient un renflement mais peu volumineux. Je n'ai vu de concrétions d'aucune sorte dans leur intérieur. Dans les membranes, il y avait encore des corpuscules à stratification concentrique, à contenu granuleux. J'en ai vu un qui avait jusqu'à 0,09 mill. de diamètre, qui est représenté dans la fig. 5, *d*. Je ne les ai pas vus contenus dans des canaux spéciaux.

Le contenu de la cavité était tantôt clair et limpide, présentant à peine quelques granulations, tantôt complétement granuleux, parmi lesquelles se voyaient des gouttelettes graisseuses, du pigment biliaire granulé et quelques cristaux d'hématoïdine.

La membrane lamelleuse que j'ai pu détacher de la paroi des grandes alvéoles était composée de fibres de tissu conjonctif contenant quelques granulations graisseuses et calcaires.

Je n'ai réussi à trouver d'animaux complets que dans les artères hépatiques ; dans la veine cave j'en ai trouvé quelques-uns, mais ils étaient calcifiés, très-troubles et ne laissaient pas distinguer les détails de leur structure. Ceux que j'ai vus étaient la plupart arrondis, ovalaires; j'en ai trouvé une variété de forme assez rare, consistant en une partie antérieure sphérique et une partie postérieure allongée et cylindrique. La partie antérieure sphérique mesurait 0,10 mill. de diamètre, la partie postérieure 0,15 de long et 0,07 de large. Ils présentaient les caractères ordinaires des échinocoques : couronne de crochet, ventouses, corpuscules calcaires. J'en ai trouvé un beaucoup plus grand nombre sans crochets. Dans les autres parties de la tumeur je n'ai réussi à trouver que des crochets isolés.

Sur la paroi des cavernes, on trouvait du tissu conjonctif en dégénérescence graisseuse très-avancée; les cordons fibreux et les lamelles fibreuses qui tapissaient les parois contenaient en outre un grand nombre de fibres élastiques. De plus, on trouvait, sur les parois, des membranes repliées, quelques-unes même contenues dans l'épaisseur des cordons fibreux, du pigment biliaire, des cristaux graisseux et de l'hématoïdine amorphe ou en cristaux.

Le liquide de la grande cavité, de même que celui des petites cavités ulcérées, contenait aussi des membranes repliées, des cristaux aiguilles de margarine, des tablettes de cholestérine, des granulations graisseuses, de nombreux dépôts d'hématoïdine et de concrétions calcaires.

En dehors de la tumeur, le parenchyme du foie était fortement ictérique et présentait des acini remplis de granulations biliaires. Je n'ai pas vu de vésicule d'échinocoque dans son tissu, même sur les limites de la tumeur.

Poumon. Les tumeurs du poumon présentaient les mêmes caractères, à part le pigment biliaire qui était remplacé par la matière noire du poumon qu'on trouvait en assez grande abondance. Nous avons à noter pourtant un développement excessif de capillaires dans le noyau inflammatoire qui entourait la tumeur et l'arrêt brusque de ces capillaires à la limite de la dégénérescence.

CHAPITRE III.

ANATOMIE PATHOLOGIQUE.

Le docteur Ott (1), dans son mémoire sur les échinocoques multiloculaires, avance qu'ils ont été trouvés jusqu'à présent dans le foie et dans les os et cite à l'appui de cette dernière assertion trois faits d'échinocoques multiloculaires observés dans le tibia (2), dans les os du crâne (3) et dans les os du bassin (4). Nous avons lu ces trois observations avec la plus grande attention et nous n'y avons trouvé rien qui ressemble à la lésion dont nous nous occupons, ni qui justifie cette dénomination qui leur est appliquée. Ce sont des hydaties ordinaires, dont quelques-unes étaient flétries, contenues dans les aréoles du tissu osseux, mais nous n'y trouvons pas cette formation d'un tissu nouveau qui remplace celui de l'organe attaqué, ni surtout cette tendance à l'ulcération qui caractérise notre tumeur à un si haut degré.

Cette affection n'a été observée jusqu'à présent que dans le foie, le poumon et le péritoine. Sur nos 18 observations on l'a trouvée 17 fois dans le foie, 3 fois dans le poumon et 1 fois dans le péritoine.

(1) Loco citato, p. 299.

(2) W. Coulson, in Medico-Chirurgical Transactions, 1858, vol. XLI, p. 307 ; et in Davaine, Traité des Entozoaires, p. 553.

(3) Guesnard, in Journal hebdomadaire des progrès des sciences med., 1836, tom. Ier, p. 271.

(4) Hamburger Zeitschrift für die gesammte Medizin, vol. VII, Fasc. 3, p. 383 ; et in Davaine, loc. cit., p. 557.

Foie. — Dans le foie, la lésion se présente sous la forme d'une masse morbide plus ou moins volumineuse, solide à sa périphérie, diffluente dans ses parties centrales, de façon à présenter là une caverne remplie de détritus en plus ou moins grande quantité. La masse morbide forme le plus souvent une tumeur unique; quelquefois pourtant l'on trouve des masses isolées mais elles atteignent rarement un grand volume, et surtout celui de la tumeur principale. Son siége le plus fréquent est dans le lobe droit (14 fois sur 17); dans trois cas seulement elle siégeait dans le lobe gauche (obs. 5, 6, et 13) et encore dans ce dernier cas, elle occupait en partie le lobe droit; une fois (obs. 7) on l'a trouvée dans la partie moyenne du foie, au niveau de la veine porte. Elle est ordinairement située dans la partie postérieure de l'organe; dans le cas de Heschel, elle était située dans le bord antérieur du lobe gauche. Elle atteint les surfaces inférieure et supérieure du foie dans une plus ou moins grande étendue; quelquefois même elle les dépasse sous forme de saillies à peine marquées ou de bosselures tantôt très-dures tantôt molles et fluctuantes. Son volume est très-variable; la plus petite dimension que nous ayons trouvée est celle d'un œuf de canard (obs. 10), la plus considérable est celle de deux têtes d'homme (obs. 9). Entre ces deux extrêmes, on peut trouver tous les intermédiaires. Chez notre malade, la masse morbide du foie, présentait le volume d'une pomme de grosseur moyenne. La tumeur prise en masse est solide, lourde, d'une dureté considérable, cartilagineuse, qui même quelquefois a été comparée à celle de la pierre (obs. 14). La dureté n'est pas uniforme lorsqu'elle a atteint ce degré, elle ne le présente que par places sous forme de bosselures. La forme est le plus souvent arrondie, quelquefois elle est irrégulière, à cause des prolongements qu'envoie la masse morbide autour d'elle. Dans un cas (obs. 7) elle a été comparée à une pyramide à large base et à sommet couronné de bosselures. Dans deux cas (obs. 9 et 16) la tumeur était fluctuante; elle ne l'était pas dans les autres. A la coupe, le tissu altéré nous présente une surface de coupe lisse, unie, sur laquelle on voit une substance fondamentale parsemée de petites masses transparentes analogues à de la gelée ; elle est nettement séparée du tissu sain du foie par sa différence de coloration et de consistance. On peut quelquefois l'énucléer ; d'autres fois elle est comme engrenée, et chaque tissu s'envoie mutuellement des prolongements.

La substance fondamentale est tantôt blanchâtre, tantôt d'un jaune blanc sale, quelquefois tirant sur le vert. Elle peut être brunâtre ou noirâtre par places, enfin dans un cas (obs. 12) elle présentait une coloration rouge vermillon vers la périphérie, coloration qui était due à un grand nombre de cristaux d'hématoïdine. La consistance est variable ; tantôt très-dure, se laissant difficilement entamer, quelquefois analogue à celle du tubercule au moment où il passe à l'état caséeux. Son aspect est à peu près le même aussi. Elle est quelquefois disposée de façon à former deux couches, une couche externe ordinairement très-dure, et une couche interne plus molle, et qui arrive graduellement jusqu'à la diffluence dans ses parties centrales. Elle est parcourue quelquefois par des rubans épais de 1/2 à 2 mill., d'un blanc grisâtre analogue à du tissu cicatriciel disposé en forme de réseaux, ainsi qu'on le voit dans notre observation. Ces tractus simulent des alvéoles au premier abord, ainsi qu'on peut le voir dans notre planche (fig. 1) où l'on en voit un réseau à droite de la figure. Ils contiennent dans leurs mailles des îlots de tissu morbide et sont abondants et bien marqués, surtout dans le voisinage des cavités. On en voit pourtant quelquefois de bien dessinés à la périphérie de la tumeur, là où elle avoisine le tissu du foie dans les environs du hile. Dans le voisinage du péritoine ils disparaissent ou sont très-peu marqués. Par places il existe des traînées de véritable tissu fibreux, surtout au voisinage des cavernes. Nous avons fait remarquer une de ces traînées, qui allait se continuer avec le péritoine. Nous serions assez disposé à voir dans ces deux tissus la capsule de Glisson épaissie, en voie de transformation fibreuse dans les tractus gris-blanchâtres, et complétement transformée dans les traînées fibreuses. Cette disposition en réseau contenant des îlots de substance morbide donne, nous le croyons, une certaine vraisemblance à cette idée. Çà et là on voit à la surface du stroma de la tumeur des orifices béants qui sont évidemment des orifices de canaux biliaires.

Les alvéoles sont de petites cavités disséminées dans cette substance fondamentale, dans certains cas d'une façon uniforme, dans d'autres par places seulement; ils sont toujours très-nombreux dans les bosselures qui font saillie à la surface du foie. Dans le foie de notre malade, il y en avait très-peu dans les parties centrales de la tumeur : ils étaient surtout abondants à la périphérie, dans le péritoine épaissi et sous lui, dans le lobe de Spigel, dans deux petites nodosités qui existaient à la face inférieure du foie, en avant et en arrière de ce lobe, dans les veines cave et porte et dans une branche de l'artère hépatique. C'étaient évidemment les parties les plus récemment envahies, et le siége primitif de l'invasion se trouvait au niveau de la caverne, dans la partie postérieure droite du foie. Leur nombre est incalculable, leur volume très-variable; quelques-unes ne peuvent être vues qu'à l'aide du microcope; nous en avons vu qui n'avaient que 0,03 de millimètre; ce sont les plus petites que nous ayons vues; ordinairement ils ont depuis le volume d'un pertuis de 1/4 de millimètre de diamètre jusqu'à celui d'un grain de chènevis. Virchow en a trouvé qui avaient jusqu'à 6 mill. de long et 3 mill. de large : Zeller et Friedreich du volume d'un pois. Il est probable que ce volume a été amené par la réunion de plusieurs alvéoles dont les cloisons intermédiaires ont été détruites.

Dans ma pièce, lorsque la cavité formée par la réunion des alvéoles atteignait le volume d'une fève (et j'en ai trouvé trois ou quatre de ce volume), elles ne contenaient plus de substance gélatineuse, mais bien du détritus et un liquide épais et blanchâtre; de plus leur parois présentaient un commencement d'ulcération; c'était sans doute le commencement d'une cavité analogue à la cavité centrale qui avait dû se former par un processus analogue. Dans les cas de Zeller et Friedreich, les alvéoles les plus volumineuses étaient situées au centre, et les plus petites à la periphérie; ce n'était pas ainsi chez mon malade, les petites et les grandes étaient mélangées. Leur forme est excessivement variable : tantôt arrondie, tantôt elliptique, quelquefois très-allongée sous la forme d'une fente, d'autres fois étoilée, quelquefois enfin tout à fait irrégulière. Les formes arrondies et elliptiques sont les plus fréquentes. La forme étoilée et la forme irrégulière paraissent déterminées par la réunion de plusieurs alvéoles. Les cloisons qui les séparent sont plus ou moins épaisses. Dans la pièce de Heschel, quelques-unes étaient disposées par groupes entourées d'une cloison plus épaisse que celle des alvéoles simples, et au centre de chaque groupe se trouvait une cavité centrale. Quelques-uns de ces groupes correspondaient à des bosselures visibles sur la surface du foie. Leurs parois, lorsqu'on a enlevé la substance gélatineuse, est lisse, unie, mais percée d'orifices, pour communiquer avec les alvéoles voisins.

D'après la plupart des observateurs, elles communiqueraient toutes entre elles, mais je n'ai vu ces orifices de communication que sur celles d'un certain volume. D'après Zeller, les parois seraient revêtues d'une substance jaune, friable et lisse ; d'après Friedreich, d'un léger enduit jaune ; je n'aï pas trouvé cette masse friable, ni cet enduit, mais j'ai pu détacher sur les parois des grandes alvéoles du volume d'un grain de chènevis, une mince couche cellulaire très-lâche, en forme de lamelle mince et délicate, granuleuse par places, peu adhérente au tissu sous-jacent ; je n'ai pas réussi à le faire sur les plus petites (du volume d'un grain de millet).

Dans les alvéoles se trouvent contenues de petites masses transparentes analogues à de la gelée. Elles remplissent ordinairement toute la cavité de l'alvéole ; quelquefois pourtant (Heschel) elles ne s'y accolent pas complétement et laissent un espace vide entre elles et la paroi. Dans les petites alvéoles on n'en trouve ordinairement qu'une ; mais, dans les grandes il y en a quelquefois jusqu'à trois et quatre. Elles se laissent facilement extraire, soit au moyen d'une pince, soit par la pression. Lorsqu'on les a extraites, elles se présentent sous la forme de petites masses gélatineuses, tremblotantes, molles, transparentes, de coloration variée, tantôt jaunâtres, tantôt verdâtres, quelquefois incolores. On y voit quelquefois une ponctuation à l'œil nu. Leur volume est très-variable comme celui de l'alvéole qui les contient, n'atteignant pas néanmoins celui des grands alvéoles, puisque ceux-ci en contiennent plusieurs. Leur forme se moule aussi le plus ordinairement sur celle de la cavité qui les contient; mais elle est quelque peu plus irrégulière, à cause de diverticules et de prolongements qu'elles envoient dans les cavités voisines. Heschel en a comparé quelques-unes à une mûre profondément entaillée; Friedreich, à une grappe de raisin. Lorsqu'elles sont entassées plusieurs dans une alvéole, les saillies qu'elles présentent à leur surface s'engrènent mutuellement les unes dans les autres.

D'après Heschel, on peut constater à l'œil nu que ce sont des cavités, à contenu peu distinct, limitées par des parois excessivement minces; on peut même suivre la cavité jusque dans le diverticule. La cavité est irrégulière, comme cloisonnée. Je n'ai pu constater l'existence de cette cavité à l'œil nu que sous l'eau; autrement on ne voit qu'une masse ratatinée, dans laquelle il est difficile de constater la moindre trace de cavité. Sous l'eau, cette masse s'étale et présente alors quelquefois une cavité de forme très-irrégulière, à contenu clair et transparent, limitée par des parois très-minces, transparentes, hyalines, sur lesquelles sont déposées quelquefois de petites granulations jaunâtres en amas plus ou moins considérable; d'autres fois la cavité n'est pas complétement fermée; elle présente une ouverture plus ou moins considérable, à bords déchiquetés, et cela sans dilacération préalable; d'après Virchow, elles s'étaleraient quelquefois en membranes, sans apparence de cavité.

Dans le cas de Zeller, tous les alvéoles ne contenaient pas de vésicules gélatineuses; quelques-uns contenaient des concrétions brunes, arrondies ou anguleuses qu'on a reconnu être du pigment biliaire, d'où il conclut que ces cavités simulant des alvéoles étaient des conduits biliaires dilatés.

Dans une partie plus ou moins centrale de la masse morbide, se trouvent une ou plusieurs cavités d'un certain volume, qui se présentent sous la forme de véritables cavernes, à paroi déchiquetée et renfermant un liquide épais, contenant des détritus divers. Le plus souvent il n'y a qu'une grande cavité, dans laquelle s'abouchent d'autres plus petites sous forme de diverticules; presque toujours il y a aussi de petites cavités isolées, disséminées dans la masse morbide ; mais elles n'atteignent jamais un grand volume, dépassant rarement celui d'une noisette. Dans deux de nos cas (obs. 12 et 14), il y avait deux cavités d'un certain volume; dans un seul cas (Huber) il n'y avait pas de grande cavité, mais plusieurs petites du volume d'une fève, disséminées dans la masse morbide. Le volume de la cavité est très-variable. Dans le cas exceptionnel de Griesinger, cette cavité mesurait 29 centim. dans tous les sens ; ordinairement elle a depuis le volume d'une noix jusqu'à celui du poing. La situation n'est pas toujours la même non plus ; quelquefois elle est à peu près centrale ; le plus souvent elle est située à la partie postérieure et supérieure de la masse morbide; alors elle se rapproche plus ou moins du péritoine, épaissi à ce niveau, l'atteint quelquefois, et le repousse au-dessus de la surface supérieure du foie sous forme de bosselures plus ou moins saillantes. Lorsqu'elle est très-volumineuse, comme dans le cas de Griesinger et de Luschka, elle occupe presque tout le lobe malade, et le tissu morbide est réduit à une épaisseur de quelques millimètres. La forme est excessivement irrégulière; le plus souvent elle se présente sous la forme d'une caverne très anfractueuse avec diverticules très-anfractueux eux-mêmes; on voit qu'il s'est formé là une cavité aux dépens de plusieurs cavités plus petites. Chez notre malade, le fait était bien évident; on retrouvait encore des débris de cloison allant d'une paroi à l'autre; un diverticule capable de loger une noisette aboutissant à la cavité centrale par un orifice de 3 millim. tout au plus. Les diverticules ont aussi une forme très-variable et très-irrégulière; le plus souvent ils ont l'aspect de canaux tortueux dont la longueur varie de 5 millim. à 2 centim., se terminant en entonnoir ou par un renflement qui peut être plus ou moins arrondi, ou de forme ovoïde. Les parois tant de la caverne principale que des diverticules sont déchiquetées, tomenteuses, rongées, hérissées de lambeaux de tissu morbide plus ou moins ramollis, de cordons et de lamelles fibreuses, souvent perforées de petits pertuis comme un crible. Chez notre malade, nous avons remarqué cette disposition très-curieuse de cordons fibreux insérés par leurs deux extrémités aux parois, et libres par leurs parties moyennes. Ils présentaient absolument sous un plus fort volume l'aspect des cordages tendineux du cœur. Cette disposition donnait par places un véritable aspect aréolaire à la paroi. Heschel et Ott ont aussi observé cet aspect réticulé des parois; d'autres fois l'on y trouve des villosités et des excroissances en massue (obs. 1), des amas floconneux contenant des corpuscules jaunâtres (obs. 3), des saillies gélatineuses (obs. 12). Quelquefois enfin, on y a remarqué divers dépôts de masses noirâtres, molles et friables (obs. 11), ou un dépôt cohérent d'un jaune intense (obs. 4). La coloration des parois est variable; le plus souvent pourtant, elles présentent sur certaines parties une coloration jaune-orange, jaune d'or, due à un dépôt de matière colorante de la bile; quelquefois cette coloration est d'un rouge de cinabre. En dehors de ces endroits colorés, elles présentent la coloration du tissu morbide; quelquefois pourtant, elles prennent une teinte plus foncée, et même ardoisée. Nous avons déjà attiré l'attention sur les débris de cloison qui traversaient d'une paroi à l'autre; chez notre malade un de ces débris se présentait sous la forme d'un cordon arrondi, de 5 millimètres de diamètre; on trouve encore des cordons d'apparence nacrée et fibreuse qui traversent la caverne d'une paroi à l'autre; un d'eux, en particulier, était accompagné d'un petit conduit normal, qui présentait toutes les apparences d'un conduit biliaire.

Le contenu des cavernes est plus ou moins abondant, depuis quelques grammes jusqu'à 2 kilogrammes (Scheuthauer) et même 5 litres (Griesinger) plus ou moins épais, tantôt sous forme d'un liquide visqueux puriforme, tantôt sous forme d'une bouillie ou d'une pulpe fluide d'aspect analogue. Sa coloration varie, elle est tantôt jaune sale, puriforme, c'est le cas le plus fréquent, quelquefois verte, verdâtre, vert clair, quelquefois enfin grisâtre. Par le repos, il se sépare en deux parties, une partie liquide plus ou moins trouble, de coloration ordinairement jaunâtre ou grisâtre, et un dépôt jaune ou jaune blanchâtre, contenant à l'œil nu des détritus divers : vésicules membraneuses, lambeaux de tissu morbide et concrétions biliaires.

Le foie envisagé dans son ensemble nous présente une augmentation de volume portant soit sur tout l'organe, soit sur une partie de l'organe seulement, et alors c'est surtout la partie inférieure et le lobe sain qui sont augmentés de volume; le lobe altéré la présente aussi, mais à un degré moindre, quelquefois celui-ci conserve son volume à peu près normal (obs. 18). Le poids a atteint jusqu'à 10 (obs. 14) et 15 livres et demie (obs. 16). La forme générale de l'organe reste à peu près la même, à part les bosselures et les nodosités qui se font voir souvent sur les deux faces. La surface convexe est souvent lisse ou présente des saillies très-larges et à peine marquées. D'autres fois elle présente des bosselures et des nodosités ayant depuis le volume d'un pois, tantôt très-dures, tantôt molles et fluctuantes. Dans le premier cas, ces nodosités sont constituées par le soulèvement de la masse morbide; dans le second cas, elles sont ramollies, pleines d'un liquide plus ou moins épais contenant des détritus de coloration variée, tantôt noire, tantôt orangée, tantôt grisâtre. Ces dernières font souvent partie de la grande cavité centrale; d'autres fois elles sont isolées. Quelquefois encore on trouve cette surface parsemée de petites élevures de volume d'une tête d'épingle, blanchâtres, dans lesquelles on trouve un contenu gélatineux (obs. 12); elle est quelquefois comme perlée. C'est surtout sur le lobe altéré qu'on trouve ces particularités. Dans la partie de l'organe non atteinte, la surface convexe est toujours lisse et mince. La face inférieure peut ne pas présenter de déformation, ou elle est à peine sensible, constituée par des nodosités du volume d'un pois. Dans le cas d'Erisman, pourtant il y avait dans le sillon de la veine porte une tumeur du volume d'un œuf de pigeon; dans quelques cas. enfin (obs. 16), le lobe de Spigel et le lobe quadrilatère sont très augmentés de volume, refoulés par la tumeur et font une saillie considérable au-dessus du niveau de cette face du foie. Dans le cas de Schiess le lobe carré était complétement séparé du reste du foie. Les deux faces sont souvent adhérentes aux organes voisins; les adhérences de la face convexe au diaphragme sont à peu près constantes, et ont lieu souvent sur une grande étendue. La coloration des surfaces est variable, tantôt d'un vert noir, tantôt brun foncé, quelquefois brunâtre avec des endroits plus rouges, quelquefois gris brunâtre, d'autres fois jaune verdâtre, d'autres fois enfin, elles présentent la coloration rouge-brun ordinaire, mitigé par une teinte jaune verdâtre diffuse. Dans l'intérieur de l'organe, en dehors du tissu altéré, la coloration peut encore varier, le plus souvent elle est ictérique, jaune verdâtre plus ou moins intense, quelquefois avec une nuance de brun. La consistance n'est généralement augmentée que dans les parties voisines de la tumeur, dans le reste de l'organe elle est diminuée; souvent celui-ci est mou et flasque et son parenchyme est imprégné de bile et de sang. Cette imbibition souvent considérable de sang et de bile doit contribuer pour beaucoup dans l'augmentation de volume des parties intactes de l'organe, augmentation toujours plus marquée que dans les parties atteintes. A part cette coloration, l'aspect de l'organe est normal dans les parties intactes.

L'enveloppe séreuse et l'enveloppe fibreuse sous jacente présentent un épaississement considérable surtout au niveau des points où la tumeur arrive en contact avec elle; cet épaississement peut atteindre jusqu'à 4 mil (obs. 18) par places, ordinairement elle est de 1 à 2 millimètres. Au niveau de ces épaississements elles prennent un aspect trouble, et l'apparence d'un tissu fibreux très-dur, d'une dureté de fibro-cartilage quelquefois et se laissent difficilement entamer par le scalpel. On trouve aussi des alvéoles dans leur épaisseur et même à leur surface, sous forme de petits grains blanchâtres de la grosseur d'une tête d'épingle (Friedreich). L'épaississement existe encore quelquefois, mais d'une façon moins marquée, dans les parties du foie non atteintes, même chez notre malade il existait au niveau de la vésicule biliaire, sur le ligament suspenseur et le ligament coronaire. Dans le hile du foie les deux membranes étaient transformées sur une étendue de 4 centimètres et une largeur de 1 centimètre en une lame fibreuse à fibres nacrées et resplendissantes.

La capsule de Glisson est hypertrophiée, surtout dans le lobe malade; par places elle présente autour des vaisseaux l'apparence d'un véritable fibro-cartilage, criant sous le scalpel, se laissant difficilement entamer. On lui a trouvé quelquefois une épaisseur de 2 lignes et demie (Friedreich). Le tronc de la veine porte est tantôt perméable, c'est le cas le plus fréquent, tantôt comprimé en entier par la masse morbide, ou par places par des nodosités, quelquefois complétement transformé en masse morbide et oblitéré. Les rameaux sont souvent oblitérés. Chez notre malade le tronc de la veine porte était perméable, mais un des gros rameaux de sa division droite était complétement transformé en un cordon blanc, sinueux, dont la surface extérieure présentait une dureté de fibro-cartilage, mais dont l'intérieur se laissait facilement entamer. Cette substance était creusée d'alvéoles d'un petit volume ordinairement, contenant des vésicules gélatineuses. Chez le malade de Griesinger un rameau de la division droite était aussi oblitéré. Les branches gauches étaient perméables, et la division principale plus volumineuse qu'à l'état normal.

La veine cave dans la partie lésée est souvent perméable, quelquefois pourtant elle est comprimée ou aplatie. Dans d'autres cas, de nombreuses éminences viennent faire saillie dans son intérieur en repoussant ses parois (obs. 15), et de nombreuses perforations du volume d'une tête d'épingle se forment sur ses parois ; elle peut enfin dans certains cas être complétement englobée dans la tumeur et devenir imperméable. Dans notre observation nous la trouvons remplacée par un cordon de substance dure, blanche, entremêlée de tissu d'aspect et de consistance fibreuse et même fibro-cartilagineuse creusée d'alvéoles dont les plus volumineuses ne dépassaient guère celui d'une tête d'épingle, contenant des vésicules d'échinocoques. Il y avait, dans la partie la plus épaisse du cordon, une petite cavité à parois déchiquetées, du volume d'une fève, divisée en trois ou quatre loges par des cloisons incomplètes, et contenant un liquide blanchâtre assez épais. Les veines sus-hépatiques du côté malade sont dans ces cas englobées complétement dans la tumeur; dans notre cas on ne pouvait suivre les parois d'une d'elles que sur un trajet de 3 millimètres. Par son embouchure dans la veine-cave sortait une excroissance molle, spongieuse, à surface aréolaire qui venant faire saillie dans cette veine et se continuer avec la masse morbide qui la remplaçait. Buhl avait vu dans sa première observation des excroissances framboisées qui venaient faire saillie dans la cavité des veines sus-hépatiques à travers une perforation de leurs parois, ainsi que sur celles de la veine cave. Les veines cave et sus-hépatiques ont toujours été trouvées saines dans les parties non attaquées.

L'état des artères hépatiques a passé généralement inaperçu, nous ne le voyons noté que dans quatre observations (obs. 1, 6, 12, 14). Dans les observations 1, 12 et 14 on dit qu'elles étaient libres et perméables; dans l'observation 6, on avait remarqué qu'une vésicule gélatineuse refoulait la paroi d'un rameau de l'artère hépatique à l'intérieur, et que cette paroi était devenue presque transparente à ce niveau. Dans notre pièce, nous avons trouvé trois divisions droites de l'artère hépatique complétement oblitérées par des vésicules gélatineuses, tassées les unes sur les autres. Les artères présentaient des dilatations portant tantôt sur toute la circonférence du vaisseau, tantôt sur une partie de la circonférence; l'intérieur de quelques-unes de ces dilatations était transformé en tissu alvéolaire, à loges assez volumineuses, (un grain de chènevis à peu près) et à cloisons assez marquées (un quart de millimètre), tandis que d'autres ne présentaient que des loges incomplétement fermées par des cloisons incomplètes qui paraissaient provenir de la paroi interne du vaisseau. Ces artères paraissaient les parties les plus récemment envahies. C'est dans leurs vésicules que nous avons trouvé les animaux les plus parfaits, avec leur couronne de crochet complète et leurs ventouses.

Les vaisseaux lymphatiques ont été le siége de la lésion une fois dans le cas de Virchow, au moins c'est ce qu'il conclut de la présence de cordons moniliformes qu'il a trouvés sur la surface convexe et dans le hile du foie accolés à la capsule de Glisson et jusque dans le voisinage de l'intestin. Luschka suppose aussi que dans son fait les vaisseaux lymphatiques étaient pris, mais il ne peut l'affirmer. Scheuthauer les a vus dilatés, mais d'une façon peu marquée et n'a pas vu de dilatations en chapelets. Heschel n'a pas pu les voir. Quant à moi, je n'ai rien vu qui pût faire croire à une altération, chez eux. En l'absence d'injection, je ne peux pas affirmer qu'ils étaient sains, mais je puis dire que j'ai suivi dans le tissu cellulaire abondant du sillon longitudinal du foie de petits vaisseaux qui m'ont paru être des lymphatiques et complétement sains; de plus j'y ai trouvé des ganglions lymphatiques parfaitement normaux. Dans trois cas (obs. 4, 9 et 16), on a remarqué que les ganglions de la région lombaire étaient engorgés. Virchow a de plus noté l'engorgement des ganglions du pli de l'aine droite.

La vésicule biliaire est ordinairement normale, quelquefois ses parois sont un peu épaissies. Son contenu consiste en bile plus ou moins épaisse, quelquefois épaisse comme du goudron (obs. 2), elle est tantôt modérément remplie, tantôt très-distendue (obs. 4). Dans le cas de Friedreich, ses parois étaient fortement épaissies; dans certaines parties elle était revenue sur elle-même et contenait une petite quantité de mucus visqueux, incolore, gélatineux. Huber l'a trouvée vide.

Les conduits biliaires ont été trouvés perméables dans la plupart de nos cas; quelquefois pourtant ils étaient plus ou moins oblitérés. Dans le premier cas de Buhl et celui de Virchow, ils étaient rétrécis par la tumeur, mais dilatés en arrière de la partie comprimée. Dans le cas de Friedreich, ils étaient complétement oblitérés par les vésicules gélatineuses; ce qui a fortement disposé ce professeur à placer le siége primitif de l'affection dans les conduits biliaires. Schiess les a trouvés très-dilatés, donnant au tissu du foie un aspect caverneux. Erisman les a trouvés perméables aussi; et nous avons pu en suivre un à travers la masse morbide jusqu'à la paroi de la cavité centrale.

Poumon. — Dans le poumon, la tumeur alvéolaire s'est toujours montrée jusqu'à présent sous la forme de petites masses disséminées, ne dépassant pas le volume d'une noix et pouvant avoir celui d'un grain de millet. Leur nombre est très-variable dans les trois cas que nous avons pu recueillir; il paraît indéterminé dans deux cas; dans le deuxième cas de Scheuthauer la tumeur était unique, du volume d'une noix, mais d'autres tumeurs étaient en voie de formation dans les artères. Elles sont situées à la périphérie, soit le long des bords soit près des faces du poumon. Leur forme est des plus variables, tantôt arrondies irrégulièrement, tantôt allongées, aplaties, à surface inégale et légèrement bosselée. Elles sont dures au toucher, résistantes, élastiques. donnant la sensation d'un fibro-cartilage. A la coupe, elles se laissent facilement entamer et présentent alors à peu près les mêmes caractères que dans le foie. La substance fondamentale et les vésicules gélatineuses paraissent analogues. Seulement les alvéoles sont généralement plus petites et on ne trouve pas cette abondance de tissu fibreux ou fibroïde qui existe dans le foie.

Dans quelques tumeurs, pas toujours les plus volumineuses, il y a une petite cavité du volume d'un grain de chènevis à celui d'une lentille, suivant le volume de la tumeur dans laquelle on l'a trouvée. Enfin, autour de la plupart des tumeurs, il y a comme un noyau inflammatoire de volume quelquefois double ou triple de la tumeur, qui paraît s'accroître à ses dépens. Plus celle-ci s'accroît, plus celui-là diminue. A la longue, il disparaît, et la petite masse est directement enchâssée dans le tissu du poumon, dont elle est séparée par une mince lamelle cellulaire, ce qui permet de l'énucléer facilement.

Les bronches ont été trouvées en général perméables, dans le 2e cas de Scheuthauer (obs. 17), une bronche de premier ordre était obstruée par une vésicule d'échinocoques affaissée.

Dans un cas (obs. 17), on a trouvé des vésicules hydatiques dans les artères pulmonaires, disposées dans des dilatations sacciformes du vaisseau ; dans notre observation, nous les avons trouvées perméables jusqu'à leurs très-petites ramifications; celles-ci, étaient oblitérées par un caillot, qui dans beaucoup d'endroits nous a paru se continuer avec le noyau inflammatoire qui entourait les petites tumeurs. Quand on énucléait une de ces tumeurs, l'on voyait toujours un orifice de vaisseau béant à la surface d'énucléation. Il n'y avait rien de spécial dans les veines.

Quant au poumon envisagé dans son ensemble, la plupart des lésions qui y ont été trouvées doivent être attribuées à la tuberculose. On y a trouvé en effet des cavernes, des infiltrations grises ou gris-jaunâtres, des noyaux de pneumonie interstitielle, etc. Nous ne croyons pas que ces lésions doivent être rattachées à la lésion qui nous occupe. Il nous a semblé que celle-ci, au moins dans le cas que nous avons observé, n'avait aucune influence sur la masse de l'organe. Dans notre observation, le tiers du lobe moyen droit était atélectasié; nous n'avons pas pu en trouver la cause. Dans le cas de Virchow, il y avait des infarctus hémorrhagiques dans le lobe inférieur du poumon gauche.

Péritoine. — La seule mention que nous trouvions de l'existence de l'hydatide alvéolaire dans le péritoine en dehors du foie, a été faite dans l'observation 17, où il est dit en quelques mots que « quelques excroissances péritonéales analogues, qui se trouvent sur la paroi antérieure de l'abdomen et sur la paroi postérieure de l'utérus, montrent à la surface et à la coupe les cavités de tissu conjonctif, remplies de gélatine, dont nous avons parlé à plusieurs reprises. »

La rate a été trouvée augmentée de volume dans un grand nombre de nos cas; en même temps elle était ramollie, hyperplasiée, quelquefois pourtant indurée. Dans l'observation 14, nous voyons qu'elle avait subi la dégénérescence amyloïde. Sa capsule est souvent épaissie, et présente un aspect trouble.

Les reins ont été trouvés une fois en dégénérence amyloïde, une fois transformés en une multitude de petits kystes non hydatiques. Ordinairement ils sont flasques, anémiques, quelquefois ictériques. L'estomac et l'intestin grêle n'ont ordinairement présenté rien de spécial. Le duodénum a présenté des ulcérations une fois (obs. 8). On en a encore trouvé une fois dans le gros intestin (obs. 2). Dans le cas de Virchow, celui-ci a éte trouvé rempli de matières mélangées de sang.

Notons enfin une péricardite hémorrhagique (obs. 4) et une pachyméningite hémorrhagique (obs. 12).

Examen miscroscopique. — La substance fondamentale apparaît, sous le microscope, constituée par un stroma formé de fibres de tissu conjontif, épaisses par places, délicates dans d'autres, vers la périphérie surtout; le plus souvent parallèles, quelquefois entrecroisées dans tous les sens, tantôt rectilignes, tantôt ondulées. Il contient un grand nombre de cellules fusiformes, richement anastomosées, là surtout où les fibres de tissu conjontif sont épaisses; elles sont moins abondantes là ou les fibres sont plus délicates. On trouve aussi des fibres élastiques en grande abondance au niveau des tractus gris-blanchâtres et des traînées fibreuses; là elles sont quelquefois disposées en réseaux très-abondants; ces réseaux sont peu nombreux dans les autres parties. Vers la caverne, les cellules plasmatiques sont en partie en dégénérence graisseuse, de même que le tissu intercellulaire. Au pourtour des alvéoles, le tissu fibrillaire se change en une substance granulée amorphe, dans laquelle on distingue çà et là des granulations calcaires, quelquefois en concrétions; cette substance granulée paraît ordinairement un peu plus foncée que le tissu fibrillaire environnant. Dans le stroma l'on trouve disséminée çà et là de la substance colorante de la bile, tantôt en petites accumulations, tantôt sans forme de pigment granulé orange foncé, et des cristaux d'hématoïdine. Dans le cas de Friedreich, les parties périphériques avaient pris l'aspect d'un rouge vermillon dû à un riche dépôt de cristaux d'hématoïdine. Dans la plupart des cas, on n'a pas observé de cellules du foie dans ce stroma; elles avaient toutes disparu; dans d'autres cas elles n'existaient qu'à la périphérie. Virchow en a vu dans toute la partie altérée, mais elles étaient atrophiées et remplies de granulations et de pigment.

La substance gélatineuse se présente sous forme de membranes, tantôt repliées un grand nombre de fois sur elles-mêmes (planche, fig. 3. *a*), tantôt formant une couche membraneuse unique autour de la paroi de l'alvéole (fig. 4, *b*). On voit ainsi qu'elle est constituée par des vésicules plus ou moins volumineuses, à parois transparentes, limitant une cavité à contenu tantôt clair, tantôt granuleux. La paroi est constituée par une membrane le plus souvent incolore, hyaline, quelquefois pourtant jaunâtre, transparente, anhiste, disposée en plusieurs couches, limitées par des stries très-fines et parallèles, ce qui lui donne un aspect stratifié et strié caractéristique. Leur épaisseur varie de 0,023 mill. à 0,080 mill. (Virchow.)

Je n'ai pas remarqué qu'elles fussent plus épaisses, d'une façon absolue, dans les grandes alvéoles que dans les petites. Quelques petites alvéoles sont tapissées par des membranes tous aussi épaisses et quelquefois plus épaisses que dans quelques grandes. Quelquefois les couches s'écartent de façon à laisser entre elles un intervalle de 0,010 mill. à 0,015 mill. C'est cet écartement que Bottcher a considéré comme des cellules fusiformes; en effet elles se présentent ordinairement sous cet aspect, alternant avec les stries et paraissant y faire suite. Il renferme un contenu granuleux, devenant en grande partie transparent par l'action de l'acide acétique et de la potasse caustique; d'après Friedreich, il paraîtrait formé presque exclusivement par une substance protéique. Il s'y trouve, en outre, quelques granulations calcaires et graisseuses. Cet écartement est assez considérable quelquefois pour former des bosselures saillantes à l'extérieur, et Leuckart l'avait considéré comme un mode d'accroissement des vésicules, opinion qui a été réfutée par les observations de Naumyn (1). Friedreich considère cette dissociation comme l'indice de l'âge avancé et d'une sorte de décrépitude de la vésicule-mère; il cite, à l'appui de son opinion, qu'il ne l'a jamais vue que dans les vésicules les plus volumineuses, et ayant les parois les plus épaisses et présentant la prédominance des sels calcaires et de la graisse. J'ai observé quelquefois cette dissociation des lamelles; je ne l'ai, en effet, vu que sur les membranes épaisses, dans des alvéoles volumineuses. La face externe de la membrane est ordinairement lisse, quelquefois pourtant parsemée de corpuscules amorphes, çà et là granulés et colorés; le plus souvent elle est accolée à la paroi de l'alvéole à laquelle elle adhère peu intimement, de sorte que quelquefois elle s'en éloigne, et il y a un intervalle vide ou rempli de granulations. La face interne est limitée par un contour net, tantôt simple, tantôt granuleux, le plus habituellement légèrement ondulé. Sur cette face interne, de même que dans l'épaisseur de la membrane, Virchow a signalé deux ordres de prolongements, l'un à extrémité terminée en forme de massue,

(1) De Echinococci evolutione. Diss. Berol. 1862.

l'autre sous forme de prolongements cylindriques. Les premiers ont un aspect trouble et une coloration jaune par interférence, se terminant par une petite cavité ovalaire, sur laquelle se trouvent des lignes parallèles courbes. J'ai vu quelques-uns de ces appendices en massue, ou du moins quelque chose d'analogue; j'en ai fait représenter un (fig. 4, *d.*); il paraissait s'élever d'un amas de granulations, sous forme d'un fil granuleux très-mince, qui bientôt se renflait en une petite sphère, dont la surface externe était granuleuse, mais dont l'intérieur formait une zone d'une teinte foncée, dans lequel était contenu un noyau encore plus sombre, d'un volume moitié moindre. La hauteur du prolongement était de 0,032 mill.; le diamètre du renflement de 0,016 mill. Les seconds se présentent sous la forme de prolongements cylindriques d'une grande largeur et longueur, qui contiennent dans leur épaisseur un cordon fin, strié dans sa longueur et parsemé de productions granuliformes. Luschka a vu, dans quelques vésicules, cette face interne se soulever en forme d'excroissances, qui bientôt se présentaient sous la forme d'appendices de forme arrondie ou ovalaire, puis irrégulière par la formation de prolongements qui s'y étaient développés à leur tour. Les premières excroissances finissent par ne plus tenir à la vésicule-mère que pas un pédicule fin et étroit, qui se rompt à la longue. Les prolongements qui se trouvent sur cette production se développent à leur tour, en présentant aussi un pédicule très-fin comme moyen d'union avec leur point d'origine. Luschka voit là un mode de développement par bourgeonnement et segmentation à la fois. Ce fait n'a été signalé par aucun autre observateur; je n'ai pas pu le voir non plus. Virchow décrit encore un autre ordre de productions, tant sur cette face interne que dans l'épaisseur de la membrane. C'est un réseau à grandes mailles, présentant des dilatations et des rétrécissements très-fins en forme de canaux. Ils ont un contenu granuleux. Dans l'intérieur se trouve une poche allongée, ovalaire ou arrondie, limitée par une membrane fine, qui devient bientôt complétement vésiculeuse et sphérique, pendant que la membrane du corps étoilé s'épaissit autour d'elle et lui forme une capsule hyaline à une ou deux couches. Quelquefois elle contient des accumulations de pigment, tantôt d'un jaune diffus, tantôt d'un jaune granulé, et d'un jaune brunâtre : dans plusieurs d'entre elles se trouvent des cristaux d'hématoïdine. Malgré ces changements, elles restaient encore longtemps en communication avec les prolongements formés par les rétrécissements. Ce sont les productions que Buhl a représentées (planche 5, fig. 3). Friedreich aussi décrit un système de canaux qui se ramifient sur la face interne des vésicules. Ils présentent un calibre variable, à dilatations en ampoules et à retrécissements d'une ténuité extrême. Dans ces canaux se trouvent des corpuscules calcaires, arrondis, ovalaires, pyriformes ou réniformes, disposés en couches concentriques, ayant de 0,030 à 035 mill. de diamètre lorsqu'ils sont sphériques ; la même longueur et un petit axe de 0,025 à 0,030 mill., lorsqu'ils sont ovalaires ; les plus petits ont 0,02 mill. Une partie est formée de couches solides concentriques dans toute l'épaisseur, et présente un aspect analogue aux corpuscules amyloïdes ; la plupart ont une cavité au centre, plus ou moins grande, contenant une granulation solide, colloïde, à reflets mats. Quelques-uns présentent des stries rayonnées, outre les autres stries concentriques; plusieurs ont une coloration jaune plus ou moins intense. Un grand nombre d'entre eux sont entourés d'une masse granuleuse.

L'action des acides démontre qu'ils sont formés par une substance organique crétifiée. Ils se distinguent des concrétions des échinocoques par leur volume plus considérable, leur aspect colloïde et la présence d'une cavité au centre. Friedreich les considère comme des concrétions urinaires analogues aux corpuscules calcaires qui existent dans les conduits excréteurs du tænia, et les canaux comme un système de conduits excréteurs de l'appareil urinaire, qui existe chez tous les vers cestodes. Il considère les corpuscules comme identiques avec ceux décrits par Buhl (fig. 7), Zeller, (fig. 1) et Virchow. Ces auteurs décrivent, en effet, des corpuscules à stratifications concentriques et rayonnés, formés pour la plupart de 2 ou 3 couches, avec un centre simple ou multiple d'un volume allant jusqu'à $0^{mm},025$ à $0^{mm},030$, disposés en groupe et réunis ordinairement par une masse unissante et granulée, et constitués par une substance organique fondamentale, et des sels calcaires, mais ils ne les ont pas observés dans le système de canaux décrit par Friedreich. Enfin l'on trouve encore adhérents à la paroi interne des poches anciennes, généralement en groupes, de petits corps ovalaires ou arrondis, à contour simple, de $0^{mm},015$ à $0^{mm},02$ de diamètre, à aspect mat, homogène, sans apparence de stratification ou à stratification superficielle, incolores ou jaunis, solubles dans la soude caustique en laissant une tache jaunâtre à contour mal assuré, et qui, sous l'influence de l'acide chlorhydrique et de l'acide nitrique donnent la réaction caractéristique de la matière colorante de la bile (Friedreich, Zeller). D'après Friedreich ils seraient constitués par une matière protéique imbibée de pigment biliaire. On trouve encore des dépôts, soit amorphes, soit critallins, d'hématoïdine.

La cavité de la vésicule renferme un contenu tantôt clair et limpide, présentant à peine quelques granulations, ou bien très-granuleux, dans lequel se voient des gouttelettes graisseuses, du pigment biliaire granulé jaune-orange, des granulations arrondies, des cristaux d'hématoïdine disséminés ou réunis en groupe, de petits amas cristallins dont Zeller, qui les a observés, n'a pu établir la nature. Virchow a quelquefois trouvé, dans l'intérieur des grandes vésicules, des divisions presque en forme de cellules, et des cristaux en aiguille probablement graisseux.

Dans presque toutes les observations, on a trouvé soit des crochets d'échinocoques, soit des animaux entiers. Ces derniers sont en général peu nombreux, et ce n'est qu'après de longues recherches qu'on réussit à les découvrir. Je n'en ai trouvé que dans les parties qui paraissaient le plus récemment atteintes, dans les vésicules extraites des artères hépatiques. J'en ai observé quelques-uns dans la veine cave, mais très-obscurs, et paraissant avoir subi la dégénérescence crétacée. Dans les autres parties de la tumeur, je n'ai réussi à trouver que quelques crochets isolés. Virchow les a trouvés seulement dans la partie de la tumeur correspondant au hile; Zeller vers la périphérie ; Ott dans les éminences mamelonnées de la surface. Ils se présentent avec leurs caractères ordinaires; la plupart ont la tête rétractée. Leur forme est tantôt arrondie, ovalaire, en forme de cœur. Tantôt ils sont rétrécis vers le milieu, tantôt ils ne le sont pas. Quelques-uns sont complets, présentant une double couronne de crochets, quatre ventouses à la partie antérieure du corps, et un funicule à l'extrémité postérieure. Le plus souvent les crochets manquent, soit que les animaux les aient perdus, soit qu'ils ne soient pas encore arrivés au degré de développement nécessaire. La partie postérieure est parsemée de corpuscules calcaires concentriques, ovalaires ou arrondis, de $0^{mm},006$ de diamètre en moyenne. Les plus petits animaux ont $0^{mm},12$ de longeur et $0^{mm},07$ de largeur; les plus grands, $0^{mm},23$ à $0^{mm},30$ de longeur, $0^{mm},13$ de largeur au niveau des ventouses et $0^{mm},12$ en arrière; les formes rondes ont de $0^{mm},11$ à $0^{mm},15$ de longueur, et de $0^{mm},125$ à $0^{mm},16$ de large.

Les lambeaux de tissu morbide qui pendent sur la paroi des cavités centrales sont constitués par du tissu conjonctif en dégénérescence graisseuse. Les lambeaux fibreux présentent aussi un riche dévéloppement de tissu conjonctif, avec un grand nombre de fibres élastiques, souvent en réseaux; çà et là on voit des concrétions calcaires dans leur épaisseur. On ne peut pas voir de trace de cavité dans leur intérieur; mais leur disposition et leur forme arrondie me portent assez à croire qu'ils sont constitués par une transformation fibreuse en masse de la capsule de Glisson et des vaisseaux qu'elle contenait dans son intérieur. Buhl a trouvé des cordons épais, remplis à l'intérieur d'une substance colorante rouge qu'il suppose être des vaisseaux. Zeller les a trouvés disposés en bouquets frais et ramifiés. Enfin l'on trouve sur ces parois du pigment biliaire diffus et granulé, de l'hématoïdine en cristaux ou en granulations amorphes ; des concrétions biliaires, des concrétions calcaires, de cristaux, de margarine en faisceaux ou en rosettes et des masses gélatineuses d'échinocoques, dans lesquelles on voyait bien les diverticules et les prolongements. Il n'y a pas d'épithélium sur ces parois, comme l'indique Buhl, pas plus que sur celles des alvéoles; au moins n'ont-elles été vues par aucun autre observateur que lui.

Le liquide puriforme grisâtre, contenu dans les cavités, s'est montré composé de granulations graisseuses en très-grand nombre, de corps granuleux intacts ou en voie de désagrégation, d'éléments libres, ovalaires, analogues à des noyaux, de cristaux aiguillés et fasciculés, de nombreux dépôts d'hématoïdine, de nombreuses tablettes de cholestérine, de corpuscules calcaires, de concrétions biliaires, et dans quelques cas de membranes stratifiées.

Le parenchyme du foie, en dehors de la masse morbide, présente quelquefois un développement de tissu conjonctif plus abondant qu'à l'état normal. Les cellules hépatiques sont fortement imprégnées de matière colorante de la bile, avec des granulations un peu obscures; elles contiennent une grande quantité de pigment biliaire. Quelques îlots hépatiques se montrent à la périphérie de la masse morbide. On voit aussi la substance saine du foie traversée par des vésicules d'échinocoques invisibles à l'œil nu (Buhl et Friedreich). Ce fait n'a pas été constaté par tous les observateurs. Lorsqu'il existe, les cellules hépatiques, dans le voisinage de ces vésicules, présentent en grande partie la dégénérescence graisseuse, sont même détruites en quelques points, et il se dépose des cristaux d'hématoïdine dans leur intervalle; elles ne tombent en détritus que dans le voisinage de la tumeur.

Caractères chimiques. — Les caractères chimiques de la vésicule de la tumeur à hydatides alvéolaire fournissent encore un nouveau caractère qui établit sa nature et peut servir à la différencier du cancer gélatineux. Voici d'après Zeller les caractères de la substance d'apparence gélatineuse qui les constitue. Elle est insoluble dans l'eau froide ou bouillante, dans l'éther, l'acide acétique et l'acide phosphorique; dans l'acide azotique, elle se colore en jaune; elle se dissout dans l'acide chaud avec une couleur jaune-paille, qui devient jaune orange avec l'ammoniaque. Dans l'acide chlorhydrique en chauffant légèrement avec un accès d'air convenable, elle devient brun foncé tirant sur le violet. Dans l'acide sulfurique concentré, elle forme une solution brun-rougeâtre foncé. Par le réactif de Millon, elle devient d'un rouge intense. Dans la solution de potasse, elle se dissout facilement en un liquide clair, incolore, qui ne change pas en ajoutant des acides. Lorsque cette solution est neutralisée par l'acide acétique, l'acide tannique y produit un léger dépôt, l'acétate de plomb n'en produit pas; mais il détermine dans la solution d'acide azotique un trouble laiteux qui disparaît en ajoutant un excès d'acide azotique.

D'après Leuckart, l'analyse chimique viendrait aussi fournir une nouvelle preuve. En effet les vésicules de la tumeur alvéolaire se comportent exactement comme les vésicules d'échinocoques ordinaires. On obtient cette substance particulière qui, d'après Frerichs, n'appartien ni aux principes protéiques ni aux tissus donnant de la colle. Les recherches plus modernes de Lücke (1) ont complétement confirmé cette idée. D'après cet auteur, ces vésicules seraient composées de chitine se distinguant de la chitine ordinaire des arthropodes par sa résistance moins grande contre la potasse caustique et l'eau bouillante. En les traitant convenablement par l'acide sulfurique et l'eau chaude, ces vésicules d'échinocoques se transforment en partie en sucre de raisin, exactement comme la chitine ordinaire.

(1) Virchow's Archiv, 1860, p. 189.

CHAPITRE IV

ÉTIOLOGIE. PATHOGÉNIE.

De même que les kystes hydatiques ordinaires, l'affection hydatique alvéolaire s'est montrée surtout dans l'âge moyen de la vie. Le plus jeune de nos malades avait 24 ans, le plus âgé 66 ans. A l'époque du début de sa maladie, le malade de Schrötter avait 29 ans; quatre avaient de 30 à 40 ans; quatre de 40 à 50; deux de 50 à 60 ans. Sur 15 cas dans lesquels le sexe est indiqué, nous trouvons 11 hommes et 4 femmes.

D'après le Dr Ott, cette affection se montrerait plutôt dans les provinces de l'Allemagne du Sud, surtout dans le Wurtemberg. Notre malade était bavarois, mais habitait Paris depuis treize ans. Les professions ne paraissent pas avoir grande importance ; nous trouvons chez nos malades diverses professions qui ne paraissent pas avoir eu d'influence sur la maladie.

Dans beaucoup de nos observations, l'absence d'antécédents syphilitiques et d'excès alcooliques se trouve notée. Presque tous étaient dans des conditions plutôt aisées que mauvaises.

Comme pour l'hydatide ordinaire, la cause première de la forme alvéolaire de l'affection doit être rapportée à la migration dans le foie d'une colonie d'embryons du tænia échinococcus. On sait en effet depuis les recherches de von Siebold, de Leuckart et de Van Beneden, que l'échinocoque que l'on trouve dans le corps de l'homme est une phase de développement du tænia échinococcus, petit ver rubané, de 4 millimètres de longueur au plus, qui jusqu'à présent n'a été trouvé que dans l'intestin du chien à son état complet de développement. Le strobila de ce ver est composé d'un petit nombre de segments, 4 au plus; et le proglottis libre devient aussi volumineux que le strobila tout entier. Rudolphi avait déjà vu ce ver et en avait attribué la formation aux villosités intestinales. Si un segment de ce ver qui contient environ 5000 embryons pénètre dans l'estomac de l'homme, le segment est détruit et les embryons mis en liberté commencent leur migration. Elle peut avoir lieu en diverses directions, tantôt à travers l'estomac et la paroi intestinale, dans la cavité abdominale, tantôt par l'ampoule de Vater dans le foie, tantôt en perforant la paroi d'une racine de la veine porte, tantôt par les vaisseaux lymphatiques. Le foie est un des organes vers lequel ils se dirigent le plus souvent.

Telle est l'origine des échinocoques dans la forme ordinaire, et il est probable que, dans notre tumeur hydatique alvéolaire, les choses se passent de même à peu de chose près; en effet ce sont les mêmes animaux, présentant les mêmes caractères dans leur structure propre et celle de leur membrane d'enveloppe. La seule différence qui existe est leur mode d'enkystement. Les premiers se placent dans un kyste plus ou moins grand, dans lequel les hydatides se développent librement, tandis que les secondes s'entourent d'un tissu conjontif dense, dur et épais. Aussi une première question se dresse devant nous : à quoi faut-il attribuer cette forme spéciale et bizarre, si différente de la forme observée ordinairement. Les auteurs, qui ont cherché à la résoudre, l'ont tous attribuée au siége spécial du parasite dans telle ou telle partie du foie, mais ils ne s'accordent guère sur ce siége. Les uns, en effet, avec Virchow, le placent dans les vaisseaux lymphatiques, les autres avec Friedreich dans les canaux biliaires; enfin Heschel a émis une troisième opinion, dans laquelle il considère la tumeur alvéolaire comme une transformation directe des acini du foie. Virchow, se basant sur les cordons moniliformes à parois épaisses et à ampoules, séparées par des cloisons fines qu'il a vus à la surface de sa tumeur, dans son intérieur, le long de la capsule de Glisson, et dans le hile du foie se dirigeant vers l'intestin, croit pouvoir, d'après cette disposition spéciale se rapprochant de celle des vaisseaux lymphatiques, placer le siége du parasite dans ces vaisseaux. Il attribue le développement de la tumeur dans certaines directions à leur paroi résistante. Friedreich, ayant trouvé les canaux hépatiques remplis de vésicules flétries et le stroma de sa tumeur très-imprégné de matière colorante de la bile, fut porté à croire que ces canaux en étaient le siége primitif, s'appuyant en outre sur l'opinion de Schröder Van der Kolk (1) qui, au moyen d'injections croyait avoir positivement établi ce siége pour la forme ordinaire. Leuckart, ayant trouvé des embryons de tænia serrata dans le sang de la veine porte après l'ingestion du ver, croit pouvoir invoquer l'analogie et placer le siége primitif de l'échinocoque dans les vaisseaux sanguins dans la forme multiloculaire. Küchenmeister, après avoir partagé l'opinion de Virchow au moins en grande partie, devint plus tard moins exclusif. Voici ce qu'il écrit à Niemeyer à ce sujet (2) :

(1) Ruyssenaer, De nephritidis et lithogenensis quibusdam momentis. Diss. inaug. Traj. ad. Rhen., 1844, p. 49.

(2) Niemeyer, Lehrbuch der speciellen Pathologie und Therapie. Berlin, 1868, 7me édit., p. 771.

« Après l'immigration d'un embryon d'échinocoque, la tumeur à échinocoque multiloculaire se développe au lieu de la forme morbide ordinaire, lorsqu'il ne se forme pas autour de l'embryon de capsules de tissu conjonctif, ou si cette capsule, avant de devenir solide et résistante, est percée par les parasites; comme, par suite de l'absence d'une enveloppe solide, l'échinocoque est libre et peut se développer dans tous les sens, il s'étend là où il trouve le moins de résistance. Si pendant son immigration il arrive à un des nombreux canaux du foie, ou s'il a percé la paroi d'un tel canal, il serpente dans l'intérieur de ce canal et peut à la fin remplir les cavités de tous les vaisseaux de ce système. Comme Virchow, Leuckart et Friedreich sont chacun arrivés à un résultat différent sur le siége, attendu que chacun a trouvé le parasite dans un système différent des vaisseaux, on est fondé à admettre que l'immigration et l'irruption du parasite puisse en effet se faire par les vaisseaux lymphatiques, les vaisseaux sanguins, ou les canaux biliaires, mais qu'il n'y a priorité pour aucun. » Heschel voulut établir le siége primitif de l'échinocoque dans les acini du foie et le considérer comme une transformation directe de ces acini. Il s'appuie pour cela sur la structure en lobules de sa tumeur correspondant aux lobules du foie. La forme de la tumeur est due aux bourgeons des vésicules. Quant à son développement dans certaines directions, opinion sur laquelle se basait Virchow pour placer le siége primitif dans les lymphatiques, il croit pouvoir l'expliquer par la résistance des parois des vaisseaux et de la capsule de Glisson. Il appuie enfin son argumentation sur le fait que cette tumeur n'existe que dans le foie et ne peut exister que là. Les deux cas de Scheuthauer et le nôtre sont la meilleure réponse que l'on puisse faire à cette argumentation. Dans ces trois cas, en effet, la lésion se trouve dans le poumon et une fois sous le péritoine.

Dans le foie, nous avons trouvé tous les vaisseaux sanguins pris, les canaux biliaires étaient intacts, mais il était difficile de voir quel avait été le premier système envahi. Pourtant les artères hépatiques paraissaient les plus récemment atteintes. Nous sommes volontiers de l'opinion de Kuchenmeister, nous croyons que le parasite peut siéger primitivement dans chacun des systèmes de canaux du foie et qu'il n'y a préférence pour aucun. C'est ce qui résulte du moins du siége différent observé dans chacun des cas.

Dans le poumon, nous avons mieux pu suivre la voie d'immigration. Nous avons en effet fait remarquer que nous avions vu, dans un certain nombre de petites ramifications de l'artère pulmonaire, un caillot dur qui oblitérait complétement l'artère et permettait de suivre ses ramifications terminales jusque sur une des petites tumeurs. Le caillot contenu dans l'artère paraissait se continuer avec un caillot analogue déposé autour de la tumeur, qui paraissait s'accroître à ses dépens. Nous croyons volontiers, que quelques embryons d'échinocoques s'étaient détachés de la masse morbide qui oblitérait la veine cave, avaient été entraînés par le torrent de la circulation dans les artères pulmonaires jusque dans leurs plus fines divisions; et que là elles avaient pu s'arrêter, oblitérer même les ramuscules, amener la formation d'un caillot, y produire un processus inflammatoire et y suivre leur développement ultérieur. Ce mode d'immigration explique la dissémination des petites tumeurs dans presque tout le poumon, leur siége surtout à ses parties périphériques et enfin leur petit volume. Dans ce cas nous avons évidemment affaire à quelques embryons faisant leur migration par les artères pulmonaires et établissant leur domicile dans leurs extrémités. Dans les deux cas de Scheuthauer les artères pulmonaires étaient aussi la voie par laquelle les hydatides s'étaient introduits dans le poumon. Les choses se passent-elles de même dans le foie? Il est plus difficile de s'en assurer. Pour le poumon, en effet, nous avons une masse morbide dans la veine cave, masse morbide d'où peuvent se détacher des embryons, qui suivent la seule voie qui leur soit ouverte, la veine cave, le cœur et les gros troncs de l'artère pulmonaire, tandis que rien d'analogue ne se présente pour le foie. Aussi nous ne croyons pas que le siége primitif de l'échinocoque multiloculaire dans les vaisseaux sanguins dans le poumon soit une preuve positive en faveur de ce siége dans le foie. D'un autre côté, nous voyons que le fait d'être contenu dans un petit conduit peut produire la forme spéciale. Nous avons encore pu saisir le processus inflammatoire par lequel elle se développe, processus qui existe aussi dans le foie en toute probabilité.

Une seconde question est le mode d'immigration. Celle-ci se fait-elle par toute la colonie en masse, ou sont-ce seulement quelques échinocoques qui émigrent, et par leur développement ultérieur produisent la quantité considérable de vésicules que nous trouvons dans la masse morbide? C'est une question difficile à résoudre, et que la plupart des observateurs posent sans chercher à le faire; néanmoins la plupart inclinent vers la dernière hypothèse; c'est l'opinion de Küchenmeister.

D'après ce que nous avons vu dans le poumon, nous admettrons volontiers cette dernière hypothèse; en effet, là nous avons vu des tumeurs à différents degrés de développement, et les plus récentes paraissaient dues à un nombre peu considérable d'embryons. Elles contenaient peu d'alvéoles et très-petits. Nous avons noté aussi que quelques noyaux inflammatoires ne contenaient à leur centre qu'un point brillant, qui, sous le microscope, paraissait constitué par deux ou trois vésicules.

Une troisième question est celle du mode de développement des vésicules. Luschka dit avoir vu sur la face interne de quelques vésicules des excroissances pédiculées, qui elles-mêmes présentaient des prolongements qui se séparaient à la longue. Ces excroissances présentaient une paroi qui commençait à paraître striée et un contenu finement granulé. Il voit là l'indice d'une reproduction par bourgeonnement et segmentation. Leuckart, Heschel et Friedreich considèrent les diverticules que présentent les vésicules comme des bourgeons qui se sépareront plus tard et constitueront de nouvelles vésicules renfermées dans un alvéole propre. Virchow se demande si les petits corps contenus dans les canaux en réseaux qu'il a vus à la face interne et dans l'épaisseur de la membrane hyaline, ainsi que les corps ovalaires particuliers, ne sont pas des phases de développement. Leuckart le croit volontiers, au moins pour les premiers. Il croit aussi avoir vu des bourgeons interlamellaires. Virchow et Schiess ont vu un enchâtonnement de diverses vésicules, analogue à ce qui existe dans les vésicules hydatiques ordinaires. D'après Küchenmeister, le développement se ferait par bourgeonnement et segmentation, et la nouvelle vésicule peut proliférer à son tour, si elle s'est séparée d'une partie proliférante de la vésicule-mère ; sinon elle reste stérile. Il explique la stérilité des vésicules supérieures dans le cas de Virchow par la stérilité ordinaire des parties supérieures des vésicules.

Les animaux ont-ils perdu leurs crochets ou passent-ils directement de l'état embryonnaire à la forme hydatide? Telle est encore la question que se pose Virchow, et qu'il est très-disposé à résoudre par la dernière affirmation, et on est très-disposé à admettre son opinion lorsqu'on voit le petit nombre d'animaux complets et surtout de crochets qui existent dans une lésion d'une étendue aussi considérable. On pourrait encore supposer que le peu de facilité de développement que présente la tumeur empêche les animaux d'arriver à leur degré complet de développement.

Reste enfin à expliquer la grande tendance à l'ulcération. Celle-ci dépend, et en cela nous partageons l'opinion du Dr Niemeyer et du Dr Ott, de l'absence complète de vaisseaux nutritifs dans cette nouvelle formation ; de plus nous croyons devoir y ajouter la tendance qu'ont les échinocoques à la dégénérescence graisseuse et calcaire.

Quant à l'épaississement du péritoine et de la capsule de Glisson, il est dû à une inflammation chronique de ces tissus, déterminée par la présence du parasite.

CHAPITRE V.

SYMPTOMATOLOGIE.

Sur les 18 observations que nous avons pu recueillir, il n'y en a que 12 dans lesquelles se trouvent relatés les faits cliniques et sur lesquelles nous puissions nous appnyer pour établir la symptomatologie de la tumeur à hydatides alvéolaire. Onze ont trait au foie et deux au poumon. Nous étudierons les symptômes successivement dans ces deux organes.

Foie. — Si nous analysons ces observations, nous voyons que, lorsque la tumeur occupe le foie, la maladie ne se présente pas toujours sous le même aspect. Cela n'a rien qui doit surprendre, si l'on considère que la physionomie de l'affection est déterminée, non pas tant par la présence du parasite dans l'organe que par sa présence dans telle ou telle partie de l'organe. Aussi le phénomène principal sera-t-il différent et consistera-t-il en phénomènes ictériques ou en phénomènes hydropiques, suivant que ce sera le système des canaux biliaires, celui de la veine porte ou la veine cave et ses branches qui seront oblitérées ou comprimées.

Comme cela se voit dans les cas de kystes hydatiques ordinaires, le début de l'affection est latent, et le parasite peut séjourner longtemps dans l'économie sans manifester sa présence par aucun signe qui attire soit l'attention du malade, soit celle des personnes qui l'entourent. Lorsque ces signes apparaissent, l'affection a déjà fait des progrès notables. Ce sont ordinairement : une perte graduelle de forces qui se manifeste par une grande lassitude, et un abattement marqué, de l'amaigrissement, des douleurs plus ou moins intenses dans l'abdomen, souvent de l'ictère, quelquefois des phénomènes d'hydropisie.

La perte de forces se montre dans presque tous les cas ; le plus souvent c'est un des premiers phénomènes qui attirent l'attention du malade, quelquefois c'est le premier. Elle se manifeste soit par une grande lassitude, soit par un grand abattement, qui dégénère bientôt en véritable apathie.

L'amaigrissement se montre quelquefois parmi les premiers symptômes, mais ordinairement il ne devient manifeste que lorsque la maladie est déjà arrivée à un certain degré d'intensité.

Au début les douleurs dans l'abdomen ne sont pas constantes, elles ont complétement manqué dans le cas de Friedreich, mais nous les trouvons notées dans un certain nombre de cas. Le plus ordinairement il n'existe qu'un sentiment de pesanteur, de tension ou d'oppression, siégeant d'habitude dans l'hypochondre droit, dans l'épigastre et à l'ombilic ; mais à un moment donné cette sensation se change en une véritable douleur. Tantôt ce sont des douleurs lancinantes, tantôt des douleurs oppressives. Quelquefois elles surviennent périodiquement comme chez le malade de Virchow, chez qui elles revenaient le matin de bonne heure ; d'autres fois elles arrivent subitement sous forme de paroxysme violent et disparaissent complétement pour ne plus revenir (Erisman). Chez la malade de Zeller ce fut le seul signe par lequel se manifesta la maladie pendant nombre d'années, et à un moment elles prirent le caractère de douleurs inflammatoires. Chez le malade de Griesinger, ce fut aussi le premier symptôme de la maladie et il se manifesta sous forme d'élancements à droite et au-dessus du nombril. La tumeur devint apparente un an après. Chez notre malade ce fut aussi un des premiers symptômes remarqués.

L'ictère est un phénomène excessivement fréquent, mais non pas assez constant pour en faire un symptôme caractéristique, ainsi que le veut Friedreich, puisqu'il manque dans trois de nos observations (obs. 14, 15 et 18) et que dans une autre (obs. 9) il ne fut que léger et ne se maintint pas pendant toute la durée de la maladie. Il se montre toujours dès le début, lorsqu'il existe augmente graduellement et persiste malgré tous les moyens employés pour le combattre. Le plus souvent c'est le premier phénomène qui attire l'attention du malade ou du moins le premier dont il s'inquiète et qui le pousse à venir demander les secours du médecin. Il se montre accompagné de son cortége habituel de troubles digestifs : anorexie et constipation plus ou moins marquées, avec selles décolorées, urine foncée contenant la matière colorante de la bile, quelquefois des démangeaisons. Notons pourtant que, dans trois de nos cas (obs. 2, 4 et 12), il y eut de la diarrhée avant ou en même temps que les symptômes ictériques du début.

Les phénomènes d'hydropisie se sont montrés dès le debut dans deux de nos cas (obs. 14 et 18), sous forme d'œdème des extrémités inférieures. Ce fut dans ce dernier cas (obs. 18) un des phénomènes le plus saillants de la maladie.

Tels sont les premiers phénomènes par lesquels se manifeste la présence des échinocoques à forme alvéolaire dans le foie. Après un temps plus ou moins long il survient dans l'organe des changements de volume et de forme dus aux progrès du parasite, et que l'on constate par l'exploration physique de la région ; les symptômes du début s'aggravent, de nouveaux troubles viennent s'ajouter à ceux-ci, et la maladie peut être considérée comme entrant dans une seconde période.

Les douleurs que nous avons vues se manifester quelquefois dès le début peuvent ne se montrer qu'à cette deuxième période, ou présenter de nouveaux caractères. C'est un phénomène très-irrégulier. Tantôt en effet nous les voyons ne pas exister dans la région du foie pendant toute la maladie (obs. 11, 12, 13, 15). D'autres fois, la douleur ne se développe ordinairement que sous l'influence de la pression (obs. 2, 3, 4, 9,) mais à certains moments elle devient très-vive (Obs. 9), siégeant tantôt dans l'hypochondre droit et s'irradiant vers la colonne vertébrale (obs. 3), tantôt à l'épigastre (obs. 4). Quelquefois elle se montre sous la forme d'un sentiment de tension et de pesanteur qui persiste ainsi jusqu'à la mort et ne présente de paroxysme que dans la première phase de la maladie (obs. 18); d'autres fois, ce sentiment de pesanteur survient à une période avancée et va s'augmentant graduellement jusqu'à devenir continuel et douloureux (obs. 7). Enfin, dans l'observation 14, nous voyons qu'elle ne se manifesta que vers la fin de la maladie, sous forme de douleurs pongitives dans le ventre et à la région du foie. Dans deux cas enfin, nous voyons survenir de la douleur dans l'hypochondre gauche, soit seule (obs. 12) soit en même temps que celle qui existe dans l'hypochondre droit (obs. 7). La douleur n'est donc pas un phénomène constant, mais nous croyons qu'il a plus de valeur que Friedreich et le Dr Ott n'ont voulu lui en attribuer, puisque nous le voyons se manifester dans la région du foie 7 fois sur 11. Il est vrai qu'en général elle n'est pas intense, que ses caractères ne sont pas toujours les mêmes, qu'elle présente des paroxysmes qui sont liés quelquefois sans doute à la péritonite (obs. 2, 9), mais cela importe peu, puisque la péritonite se développe sous l'influence de la présence du parasite. Nous croyons volontiers aussi que la suppuration intérieure de la tumeur doit donner lieu à quelques-uns de ces paroxysmes. Par conséquent sans donner à la douleur survenant dans l'hypochondre droit une valeur absolue pour établir le diagnostic de la tumeur hydatique alvéolaire, nous croyons qu'on doit en tenir compte et ne pas considérer la maladie comme une affection indolente. Quant aux douleurs survenant dans l'hypochondre gauche, elles étaient liées dans les deux cas à une péritonite partielle survenue à ce niveau.

L'examen de la région hépatique nous fournit des données qui ont une certaine importance. L'hypochondre droit présente souvent une voussure plus ou moins marquée, accompagnée ordinairement d'une distension plus ou moins considérable de l'abdomen, même lorsqu'il n'existe pas d'ascite. Tantôt tout l'abdomen est distendu et la voussure de l'hypochondre droit tranche sur cette distension uniforme, tantôt sa partie supérieure seulement (obs. 14); tantôt l'hypochondre seul est distendu ainsi que nous le remarquons dans le deuxième cas d'Ott, dans lequel la proéminence du côté droit fut le premier signe qui attira l'attention du médecin sur la maladie du foie. Une fois (obs. 13) l'épigastre seul était légèrement bombé en avant.

Dans le cas de Griesinger, on voyait se dessiner sur la paroi abdominale, à droite du nombril, une arête mousse qui limitait le foie en bas et des éminences aplaties, situées à sa surface, qui se déplaçaient lorsque le malade respirait. Mais c'est un cas tout à fait exceptionnel par l'énorme volume de la tumeur. Dans aucune autre de nos observations nous ne voyons pareil fait se reproduire. C'est encore le seul cas où l'on ait noté une déformation du thorax consécutive à l'affection du foie, déformation qui consistait dans nn écartement considérable de la partie inférieure de la cavité.

Par la percussion, on constate un augmentation de volume du foie, qui s'est montrée dans tous les cas. Nous ferons remarquer ici que, dans notre cas, l'augmentation de volume ne portait que sur le lobe gauche, et que le lobe droit paraissait avoir conservé à peu près son volume normal et ne débordait pas les fausses côtes. Dans les autres, la limite supérieure se trouvait en haut, au niveau de la quatrième côte, quelquefois de la cinquième et même de la sixième, en bas la limite inférieure s'est ordinairement trouvée à 2 ou 4 travers de doigt au dessous des fausses côtes sur la ligne mammaire, arrivant deux fois non loin de la crête iliaque, et sur la ligne médiane presque toujours jusqu'à l'ombilic. Ordinairement, le lobe gauche s'avançait assez loin dans l'hypochondre gauche, quelquefois jusqu'à arriver au contact avec la rate. On peut donc dire, d'une façon générale, que l'augmentation de volume du foie porte surtout sur sa partie inférieure et sur sa partie gauche.

Quant à constater l'existence de la tumeur par la percussion, nous ne voyons pas que cela ait été fait jusqu'à présent, et cela se conçoit, si l'on considère qu'elle est ordinairement située dans une région peu accessible à l'examen physique, à la partie postérieure du foie, souvent profondément. Quelquefois pourtant elle est située immédiatement à la surface de l'organe, et dans ce cas la percussion devrait donner au niveau de la tumeur un son plus mat et plus résistant en rapport avec la dureté et la densité de la tumeur plus grande que celle du parenchyme du foie environnant, de même que, lorsque la grande cavité de l'intérieur se rapproche de la surface, ou même se trouve immédiatement au-dessous du péritoine épaissi, il semblerait qu'il devrait y avoir un bruit plus creux et plus clair que celui produit en percutant les parties voisines. C'est ce qui existait en effet dans l'observation 14 (Ott). Nous n'avons trouvé nulle part ailleurs ces différences signalées, à moins que ce soit ce que Virchow a voulu indiquer, en disant qu'au niveau du foie le son était vide et mat à la percussion. La palpation confirme ou complète les données fournies par la percussion quant au volume ; de plus, elle nous permet d'apprécier certains caractères qui peuvent avoir de la valeur. Le plus ordinairement on sent au-dessous des fausses côtes le bord inférieur du foie dur et tranchant, le plus souvent régulier et sans inégalité ; une fois seulement on l'a trouvé irrégulier et inégal (obs. 15). Au-dessus de ce bord, on peut sentir une plus ou moins grande étendue de la surface convexe du foie, qui est plus ou moins dure, quelquefois d'une dureté considérable. Dans cinq de nos cas cette surface était lisse et sans saillies, dans cinq autres on a trouvé une fois de larges saillies à peine marquées (obs. 4), quatre fois des bosselures de volume variable, tantôt d'une dureté cartilagineuse et même pierreuse, tantôt molles et fluctuantes. Dans notre cas, le foie n'était pas accessible à la palpation sous les fausses côtes; mais à l'autopsie on a constaté que la surface était lisse. Frerichs et le Dr Ott, qui reproduit, du reste, les idées de Niemeyer, généralisent donc un peu trop lorsqu'ils indiquent l'état bosselé de la surface du foie comme un des caractères de cette affection; il peut exister sans doute, mais moins souvent que la surface lisse. Nous sommes plutôt de l'avis de Friedreich, qui assigne ce dernier caractère à l'affection, puisque six fois sur onze il existait, et que dans les cinq autres cas la surface bosselée ne se trouvait nettement accusée que quatre fois. La fluctuation n'a existé dans la tumeur que dans le cas de Griesinger, ce qui s'explique par le volume énorme de la cavité et la quantité de liquide qui y était contenue. La fluctuation existait encore dans le cas de Scheuthauer, mais le fait n'a été constaté qu'à l'autopsie.

Une percussion attentive peut encore nous révéler l'état de réplétion plus ou moins grande de la vésicule biliaire, circonstance qui peut avoir une grande valeur d'après Niemeyer, pour le diagnostic de la cause de l'ictère.

Dans l'hypochondre gauche, la percussion nous permet encore de constater l'augmentation de volume de la rate qui se montre dans la grande majorité des cas. En effet, sur 11 observations, nous la trouvons hypertrophiée 9 fois, quelquefois d'une façon très-notable, triplée et même au-delà. C'est encore un signe sur lequel Friedreich à appelé l'attention, et nous croyons comme lui, qu'il convient d'attacher une certaine importance à cette tuméfaction de la rate, en faisant remarquer toutefois qu'elle n'est pas aussi constante qu'il l'avance, puisqu'elle a manqué 2 fois sur 11 (et encore dans un de ces deux cas l'organe présentait une dégénérescence amyloïde et une légère augmentation d'épaisseur). Par conséquent, sans donner à cette augmentation de la rate la grande valeur que lui attribuent Friedreich et Frerichs, nous croyons qu'on doit en tenir grand compte, plus, en tous cas, que ne voudrait le faire Niemeyer ; d'autant plus que, dans les autres affections du foie qui peuvent simuler l'hydatide alvéolaire, la rate n'est pas augmentée de volume et est le plus souvent atrophiée. Frerichs, dans un relevé de 91 cas de cancer du foie, n'a trouvé la rate tuméfiée que 12 fois.

L'ictère, lorsqu'il existe, s'est toujours montré dans la première phase de la maladie; dans aucune de nos observations nous le voyons débuter dans la seconde période. Mais il persiste dans cette période et s'aggrave en prenant toutes les nuances de l'ictère vert et même de l'ictère noir. C'est ainsi que nous trouvons sa coloration qualifiée de jaune foncé, jaune grisâtre, jaune paille, puis vert, jaune verdâtre et vert olive, jaune brunâtre, jaune noir, et même brun. Il n'est pas constant. Ainsi, sur 13 observations (en comptant la première de Buhl et celle de Scheuthauer dans lesquels l'ictère est indiqué), nous ne le trouvons que 9 fois bien constaté. Chez le malade de Griesinger l'ictère fut très-léger, se montra sept ans avant la terminaison fatale et depuis n'attira plus l'attention; son importance comme symptôme est donc minime. Chez le deuxième malade d'Ott, il parut huit ans avant la maladie, céda facilement au traitement et depuis ne se montra plus ; il fut considéré comme un ictère simple. Nous croyons donc pouvoir admettre, qu'au moins dans ce cas, l'ictère n'était pas lié à la présence de l'échinocoque ; de toute façon, dans aucun de ces deux cas, il n'a présenté ce caractère spécial que lui assigne Friedreich, de se montrer dès le début et de persister en s'aggravant jusqu'à la mort. Enfin, dans deux cas, chez le premier malade d'Ott et le nôtre, il n'a jamais été observé. Ce n'est donc pas un signe constant ; néanmoins, sa fréquence lui donne une grande importance, et sa coexistence avec d'autres symptômes peut, dans certains cas, beaucoup éclairer le diagnostic. Friedreich, fidèle à sa théorie du siége primitif de l'échinocoque, attribue l'ictère à l'obstruction des conduits biliaires, par des masses d'échinocoques, en faisant remarquer néanmoins que, dans les cas de Buhl et de Virchow, l'arrêt de la la bile était produit par la compression des gros conduits par des tumeurs noueuses situées au niveau du hile du foie. Niemeyer, dont les idées sont reproduites par le Dr Ott, veut bien accorder une certaine influence à l'obstruction des canaux biliaires, mais pour lui la cause principale de l'ictère doit être placée dans le catarrhe des voies biliaires déterminé par l'arrivée de la couvée d'échinocoques, ou par sa destruction et la désagrégation du parenchyme du foie. C'est par lui qu'il explique l'ictère léger du malade de Griesinger et les intermittences que présenta l'intensité de l'ictère chez les malades de Schiess et d'Erisman. Quant à la persistance et à l'aggravation de l'ictère, il l'attribue à la résorption de la bile dans le sang et à la décomposition, par les acides de la bile, des globules du sang (Kühne), dont la matière colorante se transforme en matière colorante de la bile, s'ajoutant à celle fournie directement par la bile et amenant ainsi une altération considérable du sang. C'est à cette altération du sang qu'il attribue la grande faiblesse, la diminution rapide des forces, la prédisposition aux hémorrhagies et les phénomènes nerveux qui se sont montrés dans un certain nombre de cas. Friedreich attribue ces phénomènes principalement à l'ictère, au moins au début. Il ne les rattache à l'action chronique de la maladie du foie qu'à la fin. Certes, dans les cas où l'ictère existe, il doit contribuer à les produire; mais nous ferons remarquer que, même dans les cas où il n'existait pas, on n'a pas moins remarqué de l'amaigrissement considérable, une grande déperdition de forces (obs. 14 et 18) et des hémorrhagies (obs. 14). On ne peut donc pas attribuer à l'ictère le rôle exclusif, ni même le rôle principal dans la production de ces symptômes. L'altération chronique du foie et surtout la suppuration intérieure si intense de l'organe doit contribuer pour la plus grande part, croyons-nous, à ce dépérissement général; et, dans les deux observations que nous venons de citer, elle était seule en cause; dans un de ces cas même (obs. 14), son influence sur l'organisme avait été telle qu'elle avait donné lieu à une dégénérescence amyloïde des reins et de la rate. — Trois fois seulement l'ictère a été accompagné de démangeaisons qui sont devenues très-pénibles, surtout la nuit.

Dans les quatre cas où il n'existait pas d'ictère, la peau a présenté un aspect tantôt pâle, le plus souvent terreux, grisâtre, cachectique; chez le malade de Griesinger, le teint à la mort était d'un gris pâle, l'ictère n'existait plus. Dans trois cas on a noté la flaccidité de la peau, qui a été accompagnée une fois de sécheresse.

L'ascite s'est montrée cinq fois dans nos onze observations ; quatre fois assez tard dans le courant de la maladie, une fois de très-bonne heure, c'était chez notre malade. Elle a toujours acquis un certain degré d'intensité à la longue. Chez notre malade, ainsi que chez le malade de Schiess, l'épanchement abdominal devint très-considérable et produisit une dyspnée telle qu'on fut forcé de pratiquer la paracentèse. Chez notre malade il se renouvelait si vite, qu'on fut obligé d'avoir recours à la ponction trois fois dans l'espace de cinq semaines. Une fois elle paraît avoir été en partie sous la dépendance d'une péritonite (obs. 3); dans le cas de Griesinger, un gros rameau de la veine porte était oblitéré. Chez quatre de ces malades (obs. 3, 7, 11, 18), l'œdème des extrémités inférieures s'est montré en même temps que l'ascite. Cet œdème s'est encore montré chez trois autres malades (obs. 13, 14, 15), mais sans ascite, très-légèrement chez le malade d'Huber, avec assez d'intensité chez les autres. L'œdème des téguments du ventre s'est montré chez trois de nos malades, deux fois en même temps que l'ascite et l'œdème des extrémités inférieures (obs. 7, 18), une fois en même temps que l'œdème des extrémités inférieures (obs. 14). Chez notre malade cette ascite et l'anasarque étaient dus à l'oblitération de la veine cave et de la veine porte, transformées en masse morbide, la première complétement sur un trajet de près de 5 centimètres, la seconde partiellement, ce qui explique la rapidité avec laquelle l'épanchement se renouvelait et arrivait rapidement à un haut degré d'intensité. Chez le malade d'Ott, la veine cave était englobée dans la tumeur et aplatie par places; de plus il y avait une dégénérescence amyloïde des reins et de la rate; l'absence d'ascite peut s'expliquer par la perméabilité de la veine porte. L'anasarque fut assez considérable pour nécessiter des scarifications afin de soulager le malade.

Friedreich attache peu d'importance à l'ascite, de même que le Dr Ott. En revanche, ce dernier avance que l'anasarque est la règle. Nous croyons ces opinions trop exclusives; en effet, dans nos onze observations, l'infiltration du tissu cellulaire sous-cutané s'est montrée sept fois, mais elle s'est bornée quatre fois aux extrémités inférieures, une fois même au pied (Huber), et n'est remontée jusqu'au tégument du ventre que trois fois, tandis que l'ascite s'est montrée cinq fois. D'un autre côté, dans certains cas, et notre cas en est un exemple frappant, la réunion de l'anasarque et de l'ascite peuvent constituer le fait le plus saillant de la maladie, celui qui lui donne sa physionomie et attire le plus l'attention. Nous croyons donc que, quoique moins fréquent dans les observations connues jusqu'à présent, que d'autres manières de se manifester de la maladie, ce fait doit être pris en sérieuse considération, comme un des modes possibles de manifestation de l'affection.

Dans trois cas seulement (obs. 9, 11 et 18) nous voyons notée la dilatation considérable des veines sous-cutanées des parois abdominales, en rapport avec la gêne de la circulation dans la veine porte.

L'amaigrissement s'est montré dans tous les cas, quelquefois comme un des premiers symptômes, mais ordinairement n'a débuté que dans la deuxième période. Il fait des progrès rapides et arrive jusqu'au dernier degré du marasme, état dans lequel sont morts la plupart de nos malades. Nous avons déjà dit que pour nous cet amaigrissement était surtout lié à la cachexie profonde amenée par l'affection chronique du foie.

Au début de la maladie il y a peu de troubles digestifs ; s'il y en a, ils sont liés à l'ictère lorsqu'il existe, et même, dans ce cas, en général peu notables. Ce n'est que lorsque l'affection a fait de grands progrès que la digestion est troublée. L'appétit se maintient bon ou assez bon jusqu'à une période assez avancée de la maladie; rarement il est diminué. En général, la soif n'augmente aussi qu'à cette période. La langue est nette et ne devient sèche qu'à la fin de la maladie, époque à laquelle elle se couvre quelquefois d'un enduit blanc, puis brun. Au début le ventre est souple, et ce n'est que lorsqu'il survient de l'ascite ou de la péritonite, qu'il perd sa souplesse, ou à la période ultime qu'il devient dur et tendu. Les vomissements ne sont survenus que 3 fois, toujours à la dernière période de la maladie, une fois comme symptôme concomitant de péritonite, 2 fois sous forme de vomissements de sang, comme un des phénomènes ultimes de la maladie. Chez le malade de Griesinger, il n'y eut pas de vomissements, mais des envies de vomir, liées aussi à l'inflammation du sac. Sur 10 observations, où nous trouvons noté l'état des garde-robes, 4 fois elles ont été régulières dans le cours de la maladie, 5 fois il y eut un degré plus ou moins marqué de constipation, et 1 fois la diarrhée se montra pendant toute la durée de la maladie. Vers la fin, dans presque tous les cas, il est survenu de la diarrhée ; dans

2 cas seulement, la constipation persista jusqu'à la fin. La diarrhée a une grande tendance à devenir chronique; elle devient très-intense et résiste à tous les moyens employés pour la combattre. Chez le malade de Buhl, elle était liée à des ulcérations du gros intestin, mais on n'a rien trouvé dans aucun autre cas pour l'expliquer.

Le Dr Ott la rattacherait volontiers à la dégénérescence amyloïde des villosités intestinales, mais, ainsi qu'il le dit lui-même, rien ne le prouve. Nous ne trouvons donc pour l'expliquer que la débilité profonde, amenée par la lésion du foie. Les matières fécales ne présentent rien de spécial lorsqu'il n'y a pas d'ictère; mais lorsqu'il y en a, ce qui est le cas le plus fréquent, elles sont tantôt solides, moulées, tantôt demi-molles, riches en graisse, décolorées, argileuses, gris-cendré. Dans 2 de nos cas (Schiess, Erisman), elles présentèrent ce phénomène singulier en apparence de se colorer de temps en temps, malgré la persistance de l'ictère sur la peau. Ces colorations coïncidaient avec la diminution de la matière colorante de la bile dans l'urine. Erisman croit pouvoir expliquer ce phénomène chez son malade, par le fait que ces gros canaux étaient oblitérés ordinairement par des concrétions biliaires, qu'il se produisait alors un certain degré de catarrhe des conduits biliaires, mais que de temps en temps ceux-ci se vidaient de ces concrétions, et que la bile reprenait son cours normal. Schiess propose de l'expliquer par la compression moindre exercée sur les canaux biliaires par le ramollissement central de la tumeur. Ott croit que le catarrhe des conduits biliaires a joué le rôle principal dans ces intermittences. Chez le malade de Griesinger, les selles étaient peu décolorées, nouvelle preuve du peu d'intensité de l'ictère chez ce malade et de son peu d'importance comme symptôme. Chez 5 de nos malades, elles contenaient du sang en plus ou moins grande quantité, mais à la fin de la maladie. Chez le malade de Virchow elles étaient évacuées avec de fortes coliques. Un fait important, comme l'a indiqué Friedreich, serait la découverte dans les matières fécales de vésicules gélatineuses, présentant les caractères propres à l'affection hydatique alvéolaire. Nous ne voyons dans aucune observation qu'on en ait constatées.

Les urines se sont montrées chargées des principes de la bile dans tous les cas où il y a eu de l'ictère. Leur coloration était dans ce cas brun-noir, brun foncé, ressemblant à de la bière brune. Dans le cas d'Erisman et de Schiess, nous retrouvons dans les urines les mêmes variations dépendant de la rétention interrompue de la bile. L'urine était à certaines époques moins chargée de matière colorante de la bile, et ces époques coïncidaient avec celles pendant lesquelles les matières fécales reprenaient de la coloration; ces deux phénomènes étaient sous la dépendance de la même cause. Dans le cas de Griesinger, l'urine, d'abord claire et sans matière colorante de la bile, devint plus tard rouge jaunâtre et contenait de l'albumine; l'urine d'un des malades d'Ott a aussi présenté la même coloration et de l'albumine, circonstances qui se liaient à une altération des reins. Dans aucune autre de nos observations on n'a trouvé d'albumine dans l'urine. Le malade de Virchow présentait aussi une lésion des reins, mais pas d'albumine dans les urines. L'albuminurie peut donc se montrer, mais alors comme symptôme d'une affection concomitante des reins, qui peut à la vérité résulter de l'affection du foie, mais qui n'est pas assez constante pour en faire un carctère de la maladie aussi important que l'a voulu Ott. Quoi qu'il en soit, ces trois cas suffisent pour infirmer la proposition de Friedreich, que les reins ne présentent pas d'altération en rapport avec la maladie du foie.

Les organes de la circulation ne présentent ordinairement rien de bien saillant dans le courant de la maladie, en dehors des phénomènes d'hydropisie. Virchow a noté que les ganglions du pli de l'aine étaient plus apparents à droite qu'à gauche. Le pouls est en général normal, la température du corps ordinaire. Ce n'est que vers la fin de la maladie, quelquefois à sa période ultime, que surviennent des symptômes de fièvre qui se montre alors ordinairement avec les caractères de la fièvre hectique. Dans deux cas (Friedreich, Ott), la fièvre survint pendant le cours de la maladie. Chez le malade de Friedreich, la température monta le soir jusqu'a 31°2 R., et chez le malade d'Ott, jusqu'à 38°4 c., une fois jusqu'à 39°2 c.

Des hémorrhagies diverses sont survenues, le plus souvent, à la dernière période. Nous avons déjà signalé le sang dans les selles et les vomissements. On a encore noté des épistaxis survenant au début (Schiess), et pendant le cours de la maladie (Friedreich). Ce dernier a encore observé une stomatorrhagie très-abondante. Chez le malade de Virchow il y eut une éruption prurigineuse avec pétéchies qui laissaient s'écouler du sang en grande abondance lorsqu'on les écorchait. Chez le malade de Buhl, des plaies de sangsues saignèrent pendant très-longtemps. Ces phénomènes sont liés s an doute à l'extrême débilité du malade et à l'altération du sang, et se montrent ici comme dans toutes les autres affections chroniques du foie. L'ictère n'en est pas la cause principale, puisque nous trouvons des selles sanglantes dans l'observation 14, dans laquelle le malade n'était pas ictérique.

La respiration est ordinairement normale; ce n'est que dans le cas d'un énorme développement de la tumeur (obs. 9) ou de l'ascite (obs. 7 et 18) qu'elle devient gênée. Dans ces deux derniers cas, elle fut assez gênée pour nécessiter la paracentèse. Dans deux cas on a noté une fétidité extrême de l'haleine.

La perte des forces s'est montrée dans tous nos cas et se manifestait d'abord par de la fatigue, puis de l'abattement, de la paresse et de l'apathie. Elle s'est souvent montrée comme un des premiers phénomènes, et puis est toujours allé en s'augmentant, jusqu'à l'épuisement et la prostration la plus complète, qui arrivait dans les derniers jours. En général, le sommeil est bon dans le cours de la maladie; nous ne le trouvons noté qu'une seule fois (Erisman) comme ayant été mauvais.

Dans trois cas seulement, nous voyons la maladie pré senter des troubles de l'intelligence sous forme de délire fugace, et cela tout à fait à la fin de la maladie. Friedreich et Ott les considèrent comme des accidents cholémiques, ainsi que l'apathie, la somnolence et la stupeur, la déviation de la langue et de la bouche qui survinrent chez le malade d'Erisman. Dans trois cas encore on a noté un dégoût insurmontable pour la viande, non-seulement chez des ictériques, mais encore chez un malade qui ne l'était pas (obs. 14). Notons enfin que la malade de Schiess a présenté de l'héméralopie.

Poumons. Nous n'avons que deux observations sur lesquelles appuyer notre étude de la symptomatologie de l'affection lorsqu'elle siége dans le poumon, et encore les symptômes déterminés sont tellement masqués par ceux produits par des lésions concomitantes, qu'elle sera nécessairement très-incomplète. A la vérité, dans le cas de Schrötter, dont la description anatomo-pathologique a été donnée par Scheuthauer, nous ne trouvons qu'une seule tumeur du volume d'une noix ayant franchement le caractère de l'échinocoque multiloculaire. Les autres parties des poumons étaient parsemées d'infiltrations gris-jaunâtre, de callosités gris d'ardoise, de cavités contenant un liquide puriforme et quelquefois de restes de grandes vésicules d'échinocoques; enfin, dans les artères pulmonaires se trouvaient encore des vésicules d'échinocoque se ramifiant dans leurs branches. Rien dans ces diverses lésions ne répond à l'échinocoque multiloculaire, tel que l'a décrit Virchow, tel que nous le comprenons. Aussi est-il difficile de démêler parmi les signes nombreux fournis par l'auscultation et la percussion dans ce cas ce qui appartient à la présence de la tumeur alvéolaire. Un symptôme important est la présence des vésicules dans les crachats; mais nous pouvons nous demander si, dans ce cas-ci, ce symptôme n'appartenait pas plutôt à la forme ordinaire du kyste hydatique, qui existait en même temps dans le poumon et dans le foie, qu'à la tumeur hydatique alvéolaire. Du reste, nous voyons que, même dans notre cas, où la lésion était bien mieux caractérisée, aucun symptôme ne révélait son existence dans le poumon. Nous n'avions en effet que les signes physiques liés à la présence de la pneumonie interstitielle aux deux sommets, submatité et respiration soufflante et quelques râles en rapport avec une bronchite concomitante, qui a disparu au bout de quelques jours de séjour à l'hôpital. Rien n'indiquait ce semis de petites tumeurs alvéolaires dans toute l'étendue des deux poumons. Jusqu'à ce que d'autres faits soient venus éclairer la question, nous croyons donc devoir rester dans la réserve à ce sujet.

Complications. — La péritonite partielle qui s'est montrée chez presque tous nos malades ne peut guère être considérée comme une complication. En effet, au niveau de l'altération, elle existe toujours à l'état chronique et suffit pour amener les adhérences avec les organes voisins qui sont notés dans presque tous les cas. De temps à autre il survient aussi un état aigu, mais les symptômes qu'il produit disparaissent dans ceux de l'ensemble de la maladie. On pourrait en dire autant de la péritonite partielle, qui survient au niveau de la rate et que Friedreich attribue à l'altération du sang et à l'irritation qu'elle produit dans les tissus. Il n'en est pas de même de la péritonite généralisée, qui s'est montrée avec tous ses caractères dans deux de nos cas (obs. 3 et 9) et peut prendre quelquefois les caractères d'une véritable complication qui hâte, si elle n'amène pas la terminaison fatale. Dans le cas de Zeller, elle amena la mort, et dans le cas de Griesinger, elle hâta très-certainement son terme. Dans ces deux cas elle paraît avoir été produite par l'extension de l'inflammation siégeant dans la tumeur, mais elle pourrait bien aussi survenir par perforation du sac dans les cas où ses parois n'ont pas plus de quelques millimètres d'épaisseur. Cependant cet accident est moins à craindre qu'on ne le croirait au premier abord, à cause de la dureté et de la consistance considérable que prend la membrane séreuse dans ces cas. Dans la cavité thoracique, on a observé un certain degré de pleurésie dans les deux cas de Scheuthauer, mais elle pouvait dépendre de la tuberculose qui existait en même temps. De même, chez notre malade, pour les adhérences qui existaient au niveau des noyaux de pneumonie interstitielle du sommet.

Notons la pachyméningite hémorrhagique et la péricardite observées, la première, dans le cas de Friedreich, la seconde, dans le cas de Griesinger et de Virchow. Elle était hémorrhagique dans ce second cas. Notons aussi la pneumonie qui emporta le malade de Griesinger.

CHAPITRE VI.

MARCHE, DURÉE ET TERMINAISON.

La maladie produite par la tumeur hydatique alvéolaire est une affection chronique à marche lente. Elle peut rester longtemps latente, puis se manifester plus ou moins brusquement à un moment donné et marcher d'une façon continue et quelquefois rapide vers une terminaison funeste. C'est ce qui eut lieu chez le malade de Buhl. Chez lui nous voyons les symptômes de la maladie se montrer brusquement après une violente colère. Chez le malade de Virchow, les phénomènes survinrent moins brusquement, mais la maladie marcha très-rapidement vers sa terminaison funeste en neuf semaines. Ce n'est pas le cas le plus ordinaire; généralement la maladie marche plus lentement que cela, même après que les accidents sont devenus apparents, quelquefois même très-lentement. Cette lenteur de la maladie est un caractère important au point de vue du diagnostic, quand elle est associée à d'autres caractères. Quelques rémissions surviennent dans le cours de la maladie ainsi que cela se voit dans les cas de Griesinger, de Zeller et de Schiess, mais ce n'est pas le cas le plus fréquent. Une fois la maladie manifestée au dehors, elle suit ordinairement une marche continue.

La durée est très-variable, et présente presque toujours une période de temps que nous ne pouvons pas apprécier; celle qui s'est écoulée depuis l'arrivée de la colonie d'échinocoques dans l'économie, jusqu'à la manifestation au dehors des signes de son existence. La période apparente peut elle-même présenter des durées très-variables. Ainsi, chez les malades de Buhl et de Virchow elle fut de trois mois chez le premier et de neuf semaines chez le second. Chez le malade de Griesinger la maladie dura onze ans; deux fois elle dura de six à sept mois (obs. 18 et 2), deux fois de onze à treize mois (obs. 12 et 13), une fois vingt-deux mois (obs. 7), deux fois deux ans (obs. 11 et 15), une fois de six à sept ans (obs. 14).

Sa terminaison a toujours été fatale; survenant le plus souvent par les progrès de la maladie, quelquefois par la péritonite ou une maladie intercurrente.

CHAPITRE VII.

DIAGNOSTIC. — PRONOSTIC.

Nous avons vu dans l'étude de la symptomatologie qu'aucun symptôme caractéristique n'appartenait en propre à la maladie produite par l'hydatide alvéolaire. Les symptômes ne sont pas constants ou ne se présentent pas toujours sous le même aspect. L'examen physique du foie lui-même ne donne pas toujours les mêmes résultats ; tantôt en effet la surface de l'organe est lisse et unie, d'autres fois elle est inégale et bosselée. Ainsi ne peut-on asseoir son diagnostic que sur un ensemble de faits et arriver à la probabilité que par l'exclusion des autres affections qui peuvent simuler celle dont nous nous occupons. Souvent il est très-obscur.

Cette affection se montre sous deux physionomies bien différentes. Tantôt c'est l'ictère chronique qui est le phénomène le plus saillant, tantôt ce sont les phénomènes hydropiques. Lorsque c'est l'ictère qui prédomine, la maladie présente les caractères suivants, qui ont été bien indiqués par Friedreich : ictère se développant lentement sans avoir été précédé de fièvre ni d'autres prodromes bien nets, persistant avec opiniatreté et arrivant finalement à un haut degré d'intensité ; tuméfaction progressive du foie et de la rate avec ou sans ascite. A ces caractères Niemeyer propose d'ajouter l'état de distension peu considérable de la vésicule biliaire, comme indiquant la perméabilité du canal cholédoque, et l'imperméabilité du canal hépatique, circonstance qui, d'après lui, se présenterait rarement avec un ictère intense et la décoloration des matières fécales, en dehors de l'hydatide alvéolaire. Ajoutons à cela les résultats donnés par l'examen physique du foie, la longue durée de la maladie avec troubles digestifs peu marqués, la perte graduelle des forces et l'amaigrissement considérable, nous aurons alors un ensemble de symptômes qui nous permettra d'arriver à un certain degré de probabilité.

Au premier examen du malade, surtout si l'on trouve la surface du foie bosselée, la première idée qui se présente est celle d'un carcinome du foie. En effet, nous pouvons avoir, dans les deux maladies, de l'ictère, une augmentation plus ou moins considérable du volume du foie, avec bosselures à la surface, souvent de l'ascite, des hémorrhagies diverses à la fin de la maladie. Mais, dans le carcinome du foie, l'ictère est moins fréquent que dans l'hydatide alvéolaire, les bosselures sont plus saillantes, plus marquées, et ne présentent pas d'une façon aussi tranchée ces alternatives de dureté considérable et de fluctuation. L'état de la rate offre encore un caractère distinctif; elle est le plus souvent hypertrophiée dans la tumeur hydatique, tandis qu'elle est atrophiée dans le cancer. Dans cette dernière affection il y a de sensibilité à la région du foie, se développant à la pression et présentant des exarcerbations fréquentes. Nous avons vu que dans notre affection ces paroxysmes, quoique existants, étaient rares. Les troubles digestifs surviennent de bonne heure dans le cancer et deviennent assez marqués, tandis que dans l'hydatide ils ne surviennent qu'à une période avancée de la maladie. Enfin la longue durée de la maladie dans le cas de tumeur hydatique, encore plus longue que celle du cancer, peut contribuer à faire exclure cette dernière affection.

Le foie amyloïde présente une tuméfaction régulière avec augmentation de consistance, est accompagné de gonflement de la rate; il y a aussi un sentiment de tension et de plénitude dans l'hypochondre droit. Mais il survient des alternatives de constipation et de diarrhée, la consistance du bord antérieur du foie est plus grande dans le foie amyloïde, l'ictère est rare, et surtout n'atteint jamais le haut degré d'intensité que présente l'hydatide alvéolaire; l'ascite est aussi un symptôme peu fréquent. (Lorsqu'on trouve de l'albumine dans les urines, ce qui est arrivé dans deux de nos cas, le diagnostic devient alors très-obscur, et l'on admet plus volontiers la dégénérescence amyloïde simultanée du foie et des reins.) Enfin les antécédents de carie, de syphilis, de tuberculisation peuvent aussi fournir des données importantes.

Le foie syphilitique serait bien difficile à différencier de l'hydatide alvéolaire d'après Ott, d'autant plus que l'on ne peut pas toujours découvrir l'infection syphilitique parmi les antécédents. Pourtant, lorsque la surface du foie est accessible à la palpation, on y trouve des bosselures et des dépressions plus marquées que celles de l'hydatide alvéolaire, ne présentant pas des alternatives de dureté et de fluctuation. Le foie syphilitique n'amène pas cet amaigrissement considérable que l'on remarque dans l'affection hydatique. L'ictère rare et peu intense, lorsqu'il existe, sera encore un caractère différentiel important. De même pour le foie gras, que l'ictère peu marqué, l'absence d'ascite et de débilité ne permettront pas de confondre avec l'affection hydatique.

Dans l'hyperémie du foie, nous trouvons de l'ictère, un sentiment de pesanteur et d'oppression dans l'hypochondre droit, une surface d'abord lisse et unie, puis inégale. Mais l'ictère est léger, la surface est granuleuse et non pas bosselée, il y a de plus un catarrhe gastrique et de la constipation qui existe presque constamment et continuellemment. De plus, on constate les symptômes d'une maladie du cœur ou du poumon qui a amené la lésion du foie. L'idée d'un catarrhe des voies biliaires, déterminé soit par propagation d'un catarrhe gastro-duodénal, soit par la présence de calculs biliaires et amenant une stase biliaire peut aussi se présenter à l'esprit. La première hypothèse est celle qu'avait faite Friedreich. Mais dans ce cas le canal cholédoque est lésé aussi souvent que le canal hépatique, et la vésicule biliaire est très-distendue. Nous avons vu que c'est le contraire qui se présente le plus souvent dans la tumeur hydatique alvéolaire, dans laquelle le canal cholédoque est ordinairement perméable. Les calculs biliaires amenant un catarrhe des voies biliaires, sont accompagnés de douleurs excessives, qui ne se montrent pas dans notre affection. Chez le malade d'Erisman, il y eut un accès de douleur très-violent, mais on peut se demander s'il n'était pas lié justement à cette condition.

Lorsque ce sont les phénomènes d'hydropsie qui prédominent, surtout avec absence d'ictère, on pourrait confondre la maladie avec la cirrhose. C'est ce qui est arrivé dans notre cas; car l'on trouve dans les deux affections une cachexie qui se ressemble beaucoup, de la tuméfaction de la rate, de l'ascite. Mais, dans la cirrhose, il y a des troubles persistants de la digestion, des alternatives de constipation et de diarrhée, de la diminution de coloration des matières fécales; il survient de l'atrophie du foie au bout d'un temps assez court. Tandis que, dans la maladie hydatique, les troubles de la digestion n'arrivent qu'à une période avancée, les selles sont normales, ou il y a d'abord de la constipation, puis une diarrhée chronique persistante. Plus tard, l'ascite se renouvelle plus rapidement après la ponction que dans la cirrhose, enfin, il existe presque constamment, en même temps que l'ascite, de l'œdème des extrémités inférieures et quelquefois des téguments du ventre. L'hypertrophie de la rate peut ne pas exister. L'hypertrophie du foie est aussi un symptôme à peu près constant dans l'hydatide alvéolaire, et si elle n'occupe pas tout l'organe, elle porte toujours au moins sur le lobe sain, qui est le lobe gauche dans la plupart des cas. Les antécédents et parmi ceux-ci l'excès des acooliques fourniront encore des données importantes.

Dans tous les cas, si l'on trouvait dans les selles des vésicules flétries, ratatinées, de petite dimension, et présentant une forme irrégulière, le diagnostic atteindrait un haut degré de probabilité. Le fait est-il possible ? Il a été signalé dans l'affection hydatique ordinaire; nous ne l'avons pas vu signalé dans celle qui nous occupe, En tous cas, si cela arrivait, on ne confondrait pas les vésicules aplàties assez grandes de l'affection ordinaire avec celles de l'affection alvéolaire. La distinction entre les deux variétés de l'affection est du reste facile. Dans le kyste hydatique ordinaire, en effet, nous trouvons une tumeur à surface lisse, fluctuante, très-rarement accompagnée d'ictère ou d'ascite, tandis que dans l'autre variété l'ictère ou l'ascite sont des phénomènes très-fréquents, et l'absence de fluctuation est la règle. Dans le cas de Griesinger, le diagnostic porté avait été kyste hydatique du foie, justement à cause de la fluctuation qu'on y trouva. On pouvait aussi supposer un cancer du foie et du péritoine dans ce cas, à cause de l'énorme volume de la tumeur; mais c'est un fait exceptionnel.

Quant aux autres affections, pouvant produire de l'ascite et de l'œdème des extrémités inférieures, telles que affections du cœur, albuminurie, compression de la veine porte ou de la veine cave, par d'autres organes que le foie, les symptômes propres à ces affections pourront les faire exclure. Dans le cas de compression des veines porte ou cave, ou ne trouve pas de signes d'augmentation de volume du côté du foie.

Dans le poumon, il est impossible, au moins d'après les faits que nous possédons, d'établir positivement la présence des parasites. On ne peut que le supposer.

Pronostic. — La présence d'une colonie d'échinocoques dans l'économie, est toujours un fait fâcheux, mais, dans le cas qui nous occupe, il prend un haut degré de gravité. En effet, la tendance à l'accroissement périphérique continuel, qu'il présente avec tendance à la destruction centrale, est un fait qui a la plus fâcheuse influence sur l'économie, d'autant plus fâcheuse que, lorsqu'on a pu constater l'existence de la maladie, elle est au-dessus des ressources de l'art. Le pronostic est donc plus grave que dans l'autre forme, puisque celle-ci présente quelques chances de salut.

CHAPITRE VIII.

Le traitement est complétement nul. Jusqu'à présent on ne connaît aucun moyen d'arrêter les progrès de la tumeur ni de l'ulcération. La paracentèse est employée comme soulagement aux souffrances du malade, lorsque la dyspnée est intense. Dans le cas de Griensiger, la ponction du sac paraît avoir été suivie d'une vive inflammation. Aussi doit-on être réservé dans l'emploi de ce moyen.

CONCLUSIONS.

1° Il existe une variété de l'affection hydatique, désignée jusqu'à présent sous le nom de « tumeur à échinocoques multiloculaire, » mais qui serait mieux désignée sous le nom de « tumeur hydatique alvéolaire, » caractérisée par la disposition des hydatides *les unes à côté des autres*, dans des alvéoles creusés dans un stroma dur et consistant, au lieu d'être contenues dans un kyste. Ces vésicules sont affaissées et repliées sur elles-mêmes, au lieu d'être globuleuses comme dans les cas ordinaires.

2° La tumeur, ainsi constituée, présente une grande tendance à l'inflammation chronique, à la transformation fibreuse de plusieurs de ses éléments, puis à la régression graisseuse qui aboutit à une désagrégation des parties les plus anciennes de la nouvelle production et à la formation de cavités anfractueuses, à parois déchiquetées, plus ou moins considérables dans son intérieur.

3° Cette affection s'est montrée jusqu'à présent dans le foie, dans le poumon et dans le péritoine.

4° Dans le foie, le siége primitif de la lésion paraît être dans un des systèmes de canaux, soit biliaires, soit vasculaires de l'organe; tantôt dans l'un, tantôt dans l'autre, sans qu'il y ait prédominance ou préférence pour aucun d'eux. — Dans le poumon, les artères pulmonaires ont été, dans les observations connues jusqu'à présent, la voie d'arrivée du parasite dans l'organe et son siége primitif. — Dans le péritoine, le siége primitif n'a pas été établi.

5° Au point de vue des symptômes, cette maladie se présente sous deux aspects différents. Tantôt, c'est l'ictère, accompagné de son cortége habituel de troubles fonctionnels, qui est le symptôme prédominant; tantôt ce sont des phénomènes d'hydropisie, avec ou sans ictère. Une perte graduelle et considérable des forces se montre dans les deux cas.

6° Le diagnostic exact est très-obscur; on ne peut guère y arriver que par voie d'exclusion. Un ictère persistant et arrivant graduellement à un haut degré d'intensité, sans phénomènes fébriles bien marqués, une perte graduelle et considérable de forces, l'hypertrophie de la rate et la longue durée de la maladie constituent un ensemble qui peut mettre sur la voie du diagnostic, mais ce ne sont pas des symptômes caractéristiques. Lorsque ce sont les phénomènes d'hydropisie qui prédominent, le diagnostic est encore plus obscur. Si on trouve des vésicules gélatineuses flétries dans les selles en même temps que se montrent ces deux ordres de symptômes, on pourra arriver à une grande probabilité de diagnostic.

7° C'est une maladie chronique à marche excessivement lente, qui ne se manifeste le plus ordinairement que lorsqu'elle a fait des progrès notables et se trouve au-dessus des ressources de l'art.

8° Aussi la thérapeutique est-elle complétement impuissante contre cette affection.

EXPLICATION DE LA PLANCHE (1).

Figure I.

Surface de section du tissu de la tumeur du foie.

a. — Tissu de la tumeur.
b. — Tissu du foie (la teinte rouge est due à la suffusion sanguine).
c. — Alvéoles contenant une matière d'apparence gélatineuse.
d. — Grand alvéole formé par la réunion de plusieurs petits, à la suite de la destruction des cloisons qui les séparaient.
e. — Orifices de vaisseaux.
f. — Tractus disposés en réseaux simulant des alvéoles.

Figure II.

Une des tumeurs du poumon (lobe inférieur gauche), coupée par le milieu et faisant voir les deux surfaces de section.

a. — Tissu alvéolaire de la tumeur.
b. — Tissu ayant subi l'influence d'un processus inflammatoire.
c. — Alvéoles et leur contenu gélatiniforme.

Figure III.

Alvéoles du foie vus à un grossissement de 80 diamètres.

a. — Grands alvéoles formés par la réunion de deux plus petits. Dans leur intérieur, se voit la substance gélatiniformme, sous forme de membrane repliée plusieurs fois sur elle-même.
b. — Cloison en partie détruite.
c. — Alvéole dont la vésicule a un contenu granuleux.
d. — Tissu conjonctif entourant les alvéoles.

Figure IV.

Petit alvéole (gross. de 290 diam.), du foie.

a. — Alvéole.

(1) Je suis redevable des dessins des quatre premiers figures de la planche à M. Bousseau, interne très-distingué des hôpitaux, que je tiens à remercier ici de son obligeance et de l'exactitude qu'il a mise dans leur exécution. Ils ont été faits d'après nature et sur mes préparations.

b. — Paroi de la vésicule présentant des stries concentriques; le bord interne est granuleux par places.

c. — Cavité contenant quelques granulations en très-petit nombre et un crochet d'échinocoque.

d. — Prolongement granuleux dans l'intérieur de la cavité.

Figure V.

Alvéoles du poumon (gross. de 80 diam.).

a. — Alvéole.

b. — Membrane stratifiée et striée formant la paroi de la vésicule hydatique.

c. — Cavité avec contenu granuleux peu abondant.

d. — Corpuscules concentriques.

e. — Alvéole avec contenu complétement granuleux.

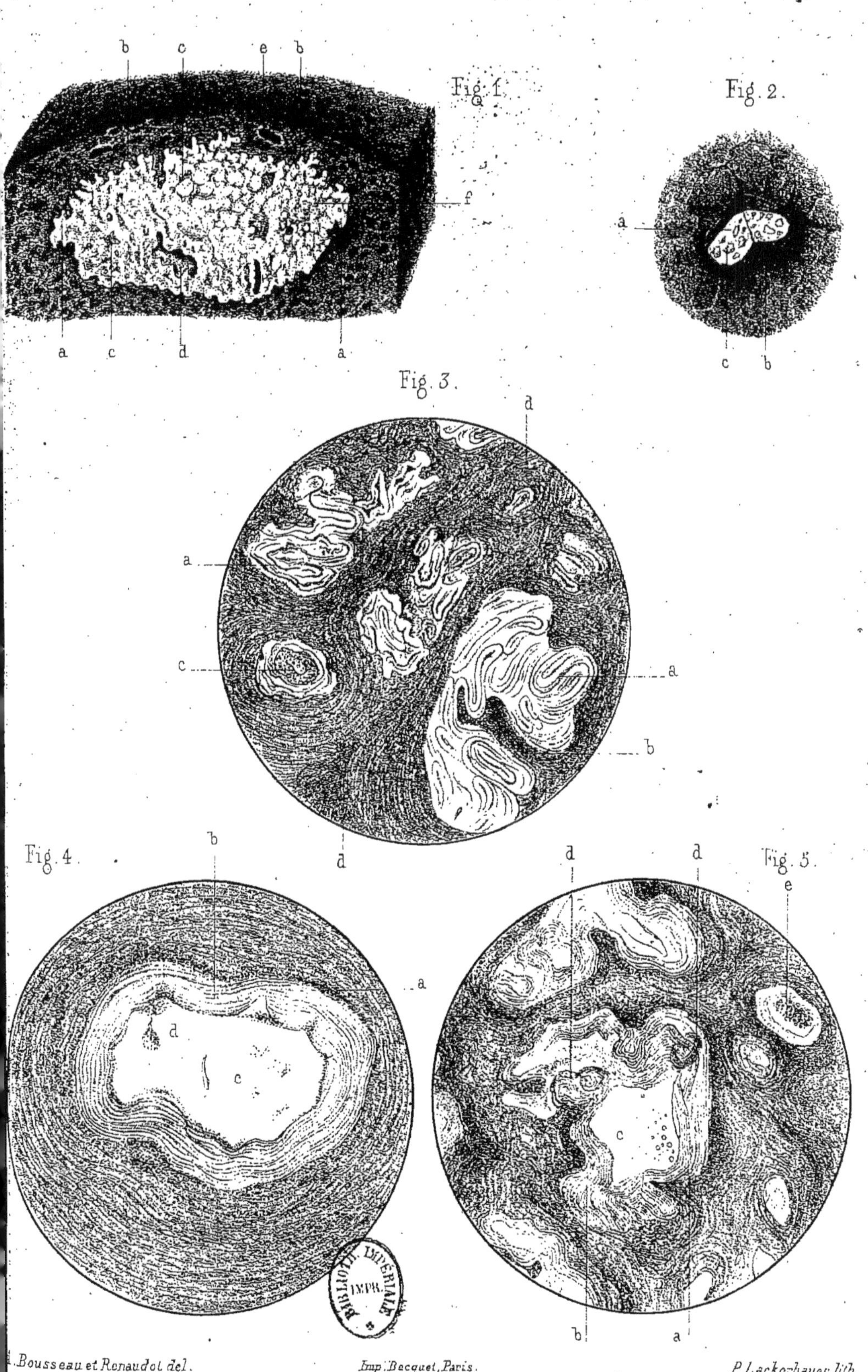

Bousseau et Renaudot del. Imp. Becquet, Paris. P. Lackerbauer lith.

TABLE DES MATIÈRES

Paris. — Typ. A. Parent rue Monsieur-le-Prince, 31.

www.ingramcontent.com/pod-product-compliance
Ingram Content Group UK Ltd.
Pitfield, Milton Keynes, MK11 3LW, UK
UKHW020954230726
13923UKWH00007B/334